La paleodieta

Consigue tu peso ideal con la dieta cavernícola

Varda Fiszbein

La paleodieta

Consigue tu peso ideal con la dieta cavernícola

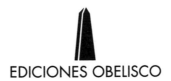

EDICIONES OBELISCO

Si este libro le ha interesado y desea que le mantengamos informado de nuestras
publicaciones, escríbanos indicándonos qué temas son de suinterés (Astrología,
Autoayuda, Ciencias Ocultas, Artes Marciales, Naturismo, Espiritualidad,
Tradición...) y gustosamente le complaceremos.

Los editores no han comprobado la eficacia ni el resultado de las recetas, productos,
fórmulas técnicas, ejercicios o similares contenidos en este libro. No asumen, por lo tanto,
responsabilidad alguna en cuanto a su utilización ni realizan asesoramiento al respecto.

Puede consultar nuestro catálogo en www.edicionesobelisco.com

Colección Salud y Vida natural
LA PALEODIETA
Varda Fiszbein

1.ª edición: marzo de 2011

Maquetación: *Marta Rovira*
Corrección: *M.ª Ángeles Olivera*
Diseño de cubierta: *Enrique Iborra*

© 2011, Varda Fiszbein
(Reservados todos los derechos)
© 2011, Ediciones Obelisco, S. L.
(Reservados los derechos para la presente edición)

Edita: Ediciones Obelisco, S. L.
Pere IV, 78 (Edif. Pedro IV) 3.ª planta, 5.ª puerta
08005 Barcelona - España
Tel. 93 309 85 25 - Fax 93 309 85 23
E-mail: info@edicionesobelisco.com

Paracas, 59 C1275AFA Buenos Aires - Argentina
Tel. (541-14) 305 06 33 - Fax: (541-14) 304 78 20

ISBN: 978-84-9777-724-7
Depósito Legal: B-5.803-2011

Printed in Spain

Impreso en Novoprint, S. A.
Energía, 53 – 08740 Sant Andreu de la Barca (Barcelona)

Introducción

En la actualidad, la mayoría de la gente presta atención a los alimentos que consume. Algunas personas lo hacen por motivos de salud o por mejorar su bienestar general, mientras que otros siguen determinadas dietas afines a sus ideas en relación con el medio ambiente y, por último, hay quienes se alimentan de determinados productos para mantenerse en buena forma física o mejorar su estética. De manera que se multiplican las ofertas y los modelos dietéticos para todos los gustos y requerimientos, y éstos, en ocasiones, pueden ser tanto beneficiosos como negativos para la salud.

El consumo responsable de cualquier producto que responda a nuestras necesidades y, en especial, de los alimentos, es positivo siempre y cuando estemos correctamente informados y nuestras expectativas no excedan lo que realmente podemos conseguir. En ocasiones, la publicidad y las modas prometen más de lo que cumplen. Asimismo, es de suma importancia conocer exactamente cuál es nuestro estado de salud, ya que (especialmente en el caso de las dietas para adelgazar) no todas son apropiadas para cualquier persona. Del mismo modo que decimos que en las más diversas materias hay «para todos los gustos», podemos decir que esto es aplicable también a las dietas, a las formas de nutrición, ya que ha de ser una elección consciente y personal, en función del bienestar que nos aporte en todos los sentidos.

1 | La paleodieta

En los últimos años ha comenzado a difundirse la llamada dieta paleolítica, también conocida por otros nombres, tales como paleodieta, dieta del cavernícola, dieta de la edad de piedra, dieta preagrícola, dieta Pangaian, dieta Neanderthin o dieta del cazador-recolector.

Su nombre nos permite suponer que se trata de una forma de alimentación que intenta asemejarse lo máximo posible a lo que nuestros remotos antepasados de la prehistoria consumieron habitualmente durante más de dos millones de años. Desde entonces y hasta hoy, la manera de comer ha evolucionado por diversas razones, que incluyen procesos económicos, sociales e históricos hasta llegar a la dieta que se ingiere (con mayores o menores variaciones), a lo largo y

DIVERSOS TÉRMINOS PARA
DESIGNAR LA PALEODIETA

El moderno régimen dietético conocido como **dieta paleolítica** también se denomina paleodieta, dieta del hombre de las cavernas, dieta de la edad de piedra, dieta de los cazadores-recolectores o dieta cavernícola.

ancho del mundo, en la actualidad. Los cambios en la forma de vida en general y de la alimentación en particular fueron cada vez más complejos, pero su inicio (si tenemos en cuenta el tiempo histórico) ocurrió hace tan sólo unos diez mil años, mientras que desde una óptica socio-económica, el punto de partida lo marcó la práctica de la agricultura y la ganadería, iniciada por *Homo sapiens sapiens*.

Muchos y muy prestigiosos investigadores y científicos de la salud que han dado su visto bueno a la paleodieta, así como sus seguidores, tienen la convicción de que una parte de las graves enfermedades que aquejan a los seres humanos hoy tienen su origen en el cambio de alimentación que se ha ido desarrollando en esos diez milenios. Atribuyen estas enfermedades al abandono de los hábitos alimenticios del hombre de la edad de piedra para reemplazarlos paulatinamente por nuestra dieta actual que, según este punto de vista, es la responsable de la aparición de las llamadas «enfermedades de la civilización», además de incidir en su rápida evolución e impedir la respuesta correcta del organismo a los tratamientos para curarlas.

Los expertos que optan por esta dieta, y que la consideran la más saludable, opinan que comer tal como lo hacían los cazadores y recolectores serviría para prevenir las enfermedades del metabolismo, así como las llamadas autoinmunes, tan frecuentes en las sociedades desarrolladas, como son la diabetes, la obesidad, el cáncer o la artritis, entre otras, o incluso dolencias de menor importancia, pero que causan problemas y malestar, como el simple acné. Esta idea afirma resueltamente que si se sigue la paleodieta es posible conseguir y mantener el peso adecuado, disfrutar de un inmejorable estado de salud y disponer de toda la energía necesaria para desarrollar una vida plena. Las razones teóricas que se aportan desde los círculos de defensores de la dieta del hombre de las cavernas son que la moderna manera de procesar los alimentos y el sistema agrícola predominante en la casi totalidad del mundo han estropeado los alimentos, al escasear en ellos los nutrientes necesarios e invadir el organismo con sustancias nocivas, cambios para los cuales no estamos adaptados y, por eso, enfermamos.

En las siguientes páginas veremos el proceso evolutivo del ser humano y también qué es la dieta paleolítica, que ha irrumpido con fuerza, contradiciendo las ideas que han tenido vigencia durante más de medio siglo acerca de la nutrición, firmemente sostenidas por gran parte de los sectores de la medicina occidental moderna. Un punto de inflexión es que esta dieta tiene como premisa la salud humana y no el interés ético o económico.

UN PASEO POR EL PALEOLÍTICO

La época que comprende, en términos aproximados, los primeros dos millones y medio de años de desarrollo de la humanidad es el período prehistórico que llamamos edad de piedra. Los estudiosos la dividen, a su vez, en tres etapas: la más antigua es el paleolítico, la media se denomina mesolítico, y a éste le sigue el neolítico.

Asimismo, el período paleolítico se subdivide en etapas: inferior, media y superior. Desde el inicio de la época mencionada hasta 100000 a. C., se extiende el paleolítico inferior, un largo período en el cual nuestros antepasados eran nómadas; la razón de su forma de vida itinerante era la búsqueda de agua y alimentos, ya que no siempre un mismo medio geográfico los proporcionaba a lo largo del ciclo anual, sino que su abundancia o escasez dependía de los cambios estacionales. Nuestros ancestros de aquella época no habían alcanzado aún el nivel de desarrollo que tenemos actualmente, los conocemos con el nombre de homínidos y sabemos que se alimentaban de la pesca, la caza y la recolección de frutos, hierbas e insectos, que eran tomados del ambiente natural en que se hallaban; así, pasaban largas temporadas en aquel que les era más propicio y se refugiaban de las inclemencias del tiempo al abrigo de cuevas y otros espacios apropiados que les ofrecían protección.

Además de alimento, los animales les proporcionaban pieles para confeccionar vestidos y, en

LA DIETA DE AYLA

La protagonista de la saga *Los hijos de la tierra*, de Jean M. Auel, es la primera heroína literaria en utilizar la paleodieta. Ayla es una niña Cromagnon que queda huérfana tras un terremoto y que es recogida por un grupo de hombres de Neanderthal. Después del éxito de ventas de su primer libro, *El clan del oso cavernario*, Auel tuvo la oportunidad de realizar distintos viajes a los lugares prehistóricos sobre los que había escrito y encontrarse con aquellos expertos cuyos libros le sirvieron de documentación. Sus investigaciones la han llevado a descubrir las auténticas formas de vivir y alimentarse de sus personajes.

general, se utilizaban piedras, madera, barro y todo lo que la naturaleza podía brindar para sobrevivir. Al igual que otros individuos, en este caso de especies animales menos desarrolladas, que incluso se reunían en manadas, formaban grupos de pequeñas hordas, que más tarde evolucionaron hasta convertirse en clanes o tribus. Esto resultaba imprescindible, además, para defenderse de los depredadores, así como para establecer unas rudimentarias formas de división del trabajo. Se cree que en función de la fuerza física, lo más probable es que fueran los hombres quienes cazaban y las mujeres y los niños se quienes se dedicaban, sobre todo, a la recolección.

En este período se produjo una evolución inicial desde los primeros homínidos hasta la aparición del llamado *Homo habilis* y, cuando éste consiguió mantenerse por completo erguido, pasó a ser *Homo erectus*. Los hombres primitivos de esta época aprendieron también en este período a comunicarse por medio del lenguaje hablado, si bien rudimentario, lo que también favoreció en gran medida la colaboración.

Una nueva evolución se produjo en el paleolítico medio, que se extiende desde 100000 hasta 35000 a. C. Aumentaron la estatura humana y la capacidad craneal, y así surgió *Homo Neanderthalensis* u hombre del Neanderthal. Éste perfeccionó las herramientas precarias que hasta entonces se utilizaban, y, de este modo, construyó lanzas y hachas, entre otros útiles, a partir del dominio del fuego, lo que también supuso la aparición de una primaria «cocción» de los alimentos.

Ya en el paleolítico superior, que duró desde el fin de la etapa antes mencionada hasta alrededor de 10000 a. C., el ser humano se convirtió en el *Homo sapiens sapiens*. Entre sus características hallamos que el cráneo se desarrolló aún más, que los instrumentos y útiles que le servían para sus actividades recolectoras, cazadoras y de pesca ya se habían perfeccionado –se han hallado cuchillos, arpones, redes, etcétera de esa época–; además, en este período nació la cultura, en forma de arte rupestre, adornos, vasijas decoradas, etcétera. Entre las expresiones de ese arte que han llegado hasta nosotros es posible observar no sólo escenas cotidianas, entre ellas de caza, por ejemplo, sino también un arcaico, pero indudable pensamiento simbólico y, acaso, trazas de creencias o de una muy primitiva religión basada en la adoración de los elementos de la naturaleza, los astros o los fenómenos climatológicos.

Fue en el neolítico, el período siguiente, cuando se inició lo que podría llamarse una verdadera revolución en términos evolutivos: los seres humanos comenzaron un aprendizaje destinado a domesticar el medio que los rodeaba. Así, nacieron la agricultura, la ganadería, la construcción de viviendas, la confección de vestidos, la cerámica de uso y un incipiente comercio que, en sus comienzos, fue de trueque. Indudablemente, al dominar el medio, no hacía falta desplazarse según las condiciones climáticas y, además, era preciso vivir en sitios fijos para cuidar los cultivos o criar a los animales ya domesticados, y así aparecieron las primeras aldeas o poblados, germen de lo que muchos años después serían los pueblos y las ciudades.

La estabilidad y el control sobre la producción de alimentos permitieron que comieran mejor un mayor número de personas en cualquier estación del año. La gente ganó en fortaleza física y las enfermedades sufridas hasta entonces dejaron de ser tan frecuentes, lo que aumentó la esperanza de vida, y la población humana comenzó a crecer en los diversos núcleos habitacionales de distintas geografías. Con esta etapa acabó la edad de piedra, cuando *Homo sapiens sapiens* abandonó una subsistencia basada en la depredación y pasó a una economía planificada en función de la productividad; desde entonces hasta el día de hoy, eso no ha hecho más que evolucionar, siendo su punto máximo de expresión las modernas sociedades occidentales en las que actualmente vivimos. No obstante, interesa destacar que los cazadores y recolectores paleolíticos no destruían ni sobreexplotaban el medio en el que vivían. Bien es cierto que los recursos abundaban y la población era bastante más escasa que la que hoy puebla nuestro mundo. Pero todo indica que incluso mantenían el equilibrio ambiental de diversas maneras: entre ellas, mientras no existió la agricultura, no se expoliaba la tierra; tampoco se hacían reservas de alimentos, sino que se cazaba y se recolectaba para las necesidades inminentes; asimismo, en ocasiones, el ciclo natural era regulado, porque se cazaba en períodos de abundancia de las especies, de modo que se eliminaba la sobrepoblación de algunas de ellas, lo que mantenía el ciclo vital. El tema no se agota aquí, ya que hay muchísimos otros ejemplos de lo mismo.

Ya en los inicios de la agricultura y la ganadería, se atendía a las necesidades estrictas de subsistencia, por lo que tampoco se sobreexplotaban los recursos, y mucho menos se agotaban las fuentes energéticas naturales. Todo ello permite concluir que los seres humanos han habitado la tierra durante un larguísimo período que llega hasta el presente, y que el daño y la destrucción que vive hoy el planeta, debido a la sobreexplotación de recursos, la contaminación y otros factores propios de las modernas formas de vida, han ocurrido en un brevísimo período, que puede cifrarse en un escaso 1 % de tiempo en relación a la historia de la humanidad.

UN PARADIGMA SINGULAR

La dieta que se consumía durante el paleolítico, según los restos hallados por los arqueólogos, se basaba en plantas silvestres y animales salvajes, pero como por entonces los seres humanos no «trabajaban», estos productos que servían de alimentación y vestido, sobre todo la piel de los animales, eran tomados del entorno, tal como éste los ofrecía en su estado natural. Así vivieron los humanos durante la edad de piedra, lo que se prolongó por espacio de casi dos millones de años, como ya se ha dicho antes.

> **¿COMÍAN ALIMENTOS CRUDOS NUESTROS ANTEPASADOS?**
>
> Los alimentos comenzaron a cocinarse en el paleolítico, hace aproximadamente 40.000 años, pero nuestros antepasados consumían la casi totalidad de sus alimentos crudos. Sólo se cocinaban carnes y pescados.

El hecho de que la especie humana se haya mantenido viva con importantes evoluciones, alimentándose de esa manera durante un espacio de tiempo tan prolongado, ha dado lugar a que los actuales defensores de la dieta cavernícola llegaran a la conclusión de que los seres humanos fueron adaptando su organismo progresivamente, tanto en el aspecto metabólico como fisiológico, a ese tipo de comida, lo que a su vez determinó (generación tras generación) la creación de unas características genéticas singulares.

Por el contrario, la dieta que comenzó con los cambios que trajo la agricultura y la ganadería y evolucionó hasta el presente sólo ha tenido diez mil años de vigencia, lo que tanto en términos de período histórico como de funcionamiento fisiológico de una especie es muy poco tiempo para conseguir la necesaria y saludable adaptación.

Quienes defienden

NO HEMOS CAMBIADO TANTO

La teoría del doctor Boyd Eaton sostiene que nuestros genes son los que determinan nuestras necesidades nutricionales, y que dado que en los últimos 40.000 años el genoma humano no ha evolucionado más de un 0,02 %, poseemos prácticamente los mismos genes que nuestros antepasados prehistóricos. Por ello, resulta lógico y sensato seguir la misma dieta que ellos.

esta forma de nutrición ponen como ejemplo algunas tribus indígenas de África o América, o a los esquimales, cuya dieta tradicional es muy parecida a la del hombre de las cavernas, y señalan que prácticamente entre ellos no hay enfermedades. Sin embargo, este enfoque es, en la actualidad, tema de discusión y controversia entre nutricionistas y antropólogos. Pero va prosperando cada vez más la idea e incluso se ha puesto de moda la que se comienza a conocer como «cocina primitiva».

Poco a poco, van proliferando en diversos países los establecimientos de restauración que ofrecen en sus cartas platos guisados con ingredientes que los propios cocineros obtienen de la naturaleza: bellotas, setas, huevos de aves, peces de río, etcétera, y lo mismo han empezado a hacer algunas personas al utilizar estos productos en sus cocinas particulares.

Sin embargo, la propuesta actual de dieta paleolítica recomienda reemplazar los animales salvajes y las plantas silvestres por especies domesticadas. Esto resulta absolutamente lógico si tenemos en cuenta que es imposible reproducir las condiciones del medio natural ni la forma de vida del período paleolítico, y que somos muchos a los que, por nuestra forma de vida y las obligaciones o rutinas que implica, nos resulta imposible conseguir los productos procedentes directamente de la naturaleza. No obstante, sólo son aptos para comer (ya sean los de origen animal, como ganado, aves o peces, o vegetal, como frutas, frutos secos o raíces) siempre que sea posible obtenerlos de forma manual o con útiles elementales. Asimismo, deben tomarse muy frescos, inmediatamente después de recolectarlos, sin ningún tipo de procesado ni añadidos, sino preparados de la manera más sencilla posible, si es que les hace falta: se admite lavarlos, pelarlos, cortarlos, etcétera, y siempre y cuando no causen efectos perjudiciales en quienes los consuman. Están excluidos todos los granos, cereales y legumbres cultivados; en cambio, pueden tomarse los que aún es posible hallar en estado salvaje, como el caso del arroz marrón, y están absolutamente prohibidas las elaboraciones complejas, como los productos derivados de la leche, la sal y el azúcar refinados, al igual que los aceites si están procesados; es decir, si no son de primera presión.

En algunos aspectos, este tipo de alimentación se asemeja a algunas de las dietas que consideran que es mejor nutrirse de abundantes proteínas y reducir la ingesta de carbohidratos.

Por el contrario, se distancia mucho de dos de las más importantes pautas de uno de los modelos de alimentación considerado como muy saludable: la dieta mediterránea, cuyos seguidores mantienen que la ingesta diaria de hidratos de

ALIMENTOS PERMITIDOS

- Carnes, caza, pescado así como huevos y mariscos.
- Frutas y verduras con escaso contenido en almidón.
- Granos y frutos secos.

ALIMENTOS PARA CONSUMIR CON MODERACIÓN

- Aceites prensados en frío.
- Aguacate.

ALIMENTOS PROHIBIDOS

- Cereales y legumbres.
- Leche y productos lácteos.
- Conservas.
- Patatas.
- Carnes grasas.
- Salazones.
- Azúcar.
- Bebidas gaseosas.

carbono debe constituir la mitad del aporte energético total, aunque, también recomiendan carbohidratos complejos (pastas, arroz, patata, pan y legumbres) y no dulces, helados, golosinas, etc. Asimismo, señalan que las proteínas deben aportar sólo el 15% de dicha energía de manera cotidiana, y también incluyen lácteos y, sobre todo, legumbres y cereales, que, como se ha mencionado, son claramente producto de la agricultura, aunque se trate de granos integrales o de sus preparaciones en forma de harinas, pan y otras similares.

La dieta del cazador recolector ha encontrado muchos adeptos entre los profesionales de la nutrición que diseñan los menús de deportistas y atletas, porque éstos resultan muy beneficiados con su ingesta, al alcanzar niveles óptimos de energía y recuperar rápidamente la gran cantidad de los nutrientes que «gastan» en sus esfuerzos durante los entrenamientos y competiciones.

LOS SIETE PILARES DE LA PALEODIETA

- Comer mucha cantidad de proteína animal.
- No ingerir carbohidratos.
- Consumir mucha fibra.
- Reducir la grasa.
- Elegir alimentos con un gran contenido en potasio y bajos en sodio.
- Eliminar la sal.
- Escoger alimentos ricos en vitaminas, minerales y antioxidantes.

ALGUNOS NOMBRES PROPIOS

En la década de 1970, el gastroenterólogo Walter L. Voegtlin fue pionero en plantear la teoría de que la alimentación de los cavernícolas contribuiría a mejorar nuestro estado de salud, dado que somos carnívoros y que nuestros ancestros se alimentaron fundamentalmente de proteínas y grasas, y sólo consumían muy pequeñas cantidades de hidratos de carbono.

En 1975 vertió sus ideas en un libro que tituló *La dieta de la edad de piedra*, y él mismo confeccionó recetas para aliviar diversos problemas digestivos; en sus platos no hay ningún alimento manipulado o procesado, tampoco lácteos, cereales y legumbres de producción industrial y, por supuesto, ninguno de los ingredientes contienen aditivos químicos ni conservantes.

Diez años después, los investigadores de la universidad de Emory, Boyd Eaton y Melvin Konner, publicaron en el *New England Journal of Medicine* un estudio sobre la alimentación del paleolítico. Más tarde, ambos autores, citados junto con Marjorie Shostak, expresaron sus ideas en un libro, *La prescripción paleolítica*, donde plantearon una forma de nutrición basada en tomar la misma cantidad de proteínas, grasas, carbohidratos, vitaminas y minerales. Sin embargo, a diferencia de su predecesor, no excluían los productos posteriores al desarrollo agrícola; de modo que estaban permitidos, en preparaciones sin grasas, la leche desnatada, el pan elaborado con grano integral, el arroz salvaje o integral y las patatas u otros tubérculos. Ambos trabajos divulgaron esta dieta en medios científicos, básicamente cuando uno de los autores, el doctor Boyd Eaton, sostuvo en uno de sus trabajos que el hombre del paleolítico ingería pocas grasas, sobre todo saturadas, consumía poca sal, y que en su alimentación abundaba la fibra vegetal. Incluso afirmaba que no todas las proteínas que tomaba procedían de los animales. De modo que sus recomendaciones se acercaban mucho a las de la asociación americana del corazón.

DOS ESCUELAS DE PENSAMIENTO

La medicina occidental defiende que las dietas bajas en grasa son la clave para mantener una buena salud. Sin embargo, ciertas investigaciones, entre ellas una realizada por la prestigiosa Fundación Weston A. Price, contradicen esa opinión. Esta fundación nació en el año 1999 sin ánimo de lucro y se especializa en temas relacionados con la nutrición. El doctor Price ha realizado estudios en poblaciones no industrializadas con el fin de proponer la dieta humana óptima para mantenernos en forma. Para ello, promueve y apoya la enseñanza de una nutrición correcta, los movimientos de agricultura orgánica y biodinámica, la cría de ganado alimentado con pastos y las terapias integrales, entre otros proyectos naturales.

Los miembros de la fundación Weston A. Price consideran que las modernas tecnologías deben ser instrumentos al servicio de las saludables tradiciones de nuestros antecesores, en lugar de utilizarlas para expoliar el medio ambiente, y que la ciencia demuestra que la dieta ancestral era una excelente forma de alimentación.

En la década de 1930, Weston Price realizó un extenso viaje por el mundo que le permitió entrar en contacto con esquimales de Alaska, con pueblos de las montañas alpinas o con miembros de tribus africanas, y todos ellos, al igual que otros pueblos ya desaparecidos como tales, por ejemplo, los celtas, ingerían abundantes grasas y mantenían una salud inmejorable. Estas poblaciones comían tal como lo hacía el hombre del neolítico, aunque, como es lógico, es imposible hallar en pleno siglo XXI seres humanos como los que vivieron y se alimentaron en el paleolítico. Pero la carencia de testimonios directos sobre cómo comían los cazadores-recolectores permite realizar infinitas especulaciones. Predominan dos escuelas de pensamiento: una de ellas propone una dieta baja en grasas, ya que considera que los cavernícolas tomaban carnes magras junto con gran cantidad de frutas y brotes, raíces u hojas silvestres. Otra, en cambio, sostiene que la ingesta fundamental del hombre del paleolítico era de grasas animales y que apenas tomaba vegetales. Sin embargo, ambas están de acuerdo en que era una forma austera de comer y que no se tomaban alimentos dulces ni salados.

LAS TESIS DEL PRECURSOR

La segunda de las escuelas mencionadas en el apartado anterior está en sintonía con las tesis defendidas por Voegtlin en su obra ya citada, *La dieta de la edad de piedra*.

Según él, puesto que los seres humanos son carnívoros, es lógico suponer que nuestros antepasados comían sobre todo proteínas y grasas y muy pocos carbohidratos.

Insiste en que las personas tenemos una dentadura similar a la de los perros, que nuestras mandíbulas son aptas para machacar y desgarrar, de arriba hacia abajo y viceversa. La comparación entre las personas, que son carnívoras, con los perros no es gratuita: ambos se alimentan intermitentemente y son capaces de vivir aunque se les extirpe el estómago o el colon. Asimismo, mastican lo que comen y no son rumiantes.

El especialista continúa describiendo el aparato digestivo humano, señalando que nuestra capacidad estomacal es de dos litros, que el estómago necesita tres horas para vaciarse y que requiere descansar entre comidas, que carece de bacterias y que secreta gran cantidad de ácido clorhídrico, a la vez que no puede digerir la celulosa.

Según él, si se compara con la longitud del cuerpo humano, nuestro tracto digestivo es corto, la zona del intestino grueso llamada ceco que conecta con el íleon es disfuncional y apenas conservamos un vestigio como apéndice. Asimismo, el recto humano es pequeño y está poblado de flora bacteriana que provoca putrefacción, sin que ello contribuya al proceso digestivo. El gastroenterólogo también añade que es pequeña la cantidad de desechos que las personas expulsan en forma de heces, mientras que la vesícula biliar está bien desarrollada y tiene gran actividad. En cambio, cuando comparan estos datos de la morfología humana con animales herbívoros, concretamente con las ovejas, advierte que éstas no tienen dientes caninos y que sus muelas son lisas e incisivas sólo en la mandíbula inferior, de modo que está diseñada para moler y realizar movimientos rotatorios. Estos animales necesitan masticar y rumiar. La capacidad estomacal de un ejemplar ovino es de ocho litros y medio; en su estómago viven bacterias y protozoos, tiene escasa producción de ácido clorhídrico y nunca se vacía.

Otras diferencias con el aparato digestivo humano son que tanto el colon como el ceco son largos y de gran capacidad, y este último cumple una función importantísima. En cuanto a la flora bacteriana, en las ovejas produce fermentación en el recto más que putrefacción. Expulsan grandes cantidades de heces, y prácticamente carecen de vesícula biliar, órgano que se encarga de digerir las grasas. Las ovejas no descansan entre comidas, sino que han de comer constantemente, no sobreviven sin estómago o colon y su tracto digestivo es unas cinco veces más largo, si se tiene en cuenta el tamaño total de su cuerpo, que el de los perros o los seres humanos.

Después de realizar estas comparaciones entre las personas y un animal herbívoro como la oveja, Walter Voegtlin concluyó que las diferencias anatómicas, fisiológicas y metabólicas entre ambos hacen que sea imposible que podamos estar adaptados a los vegetales, sobre todo en el caso de los cereales, en los que abundan los hidratos de carbono, del mismo modo que tampoco toleramos bien la leche y sus derivados por su elevado contenido en lactosa. Y advierte que es nuestro tipo de alimentación actual, rica en ambos tipos de productos, la responsable del gran número de enfermedades «modernas» que padecemos, consecuencia directa de haber dejado de comer como lo hacían nuestros antepasados cavernícolas, que ingerían mucha carne rica en grasas.

Además, sostiene que esa antiquísima dieta contenía muchísimas más vitaminas y minerales que la actual, ya que salvo las vitaminas K y C, nuestro organismo puede obtener el resto y otros importantes nutrientes de productos de origen animal.

LOS HEREDEROS DIRECTOS

En cuanto a la otra tesis, defiende que los cavernícolas tomaban raíces, hierbas y frutos, tal como se recomienda en la actualidad. Se considera una alimentación correcta, pero hay que destacar que las carnes eran magras.

Cazadores-recolectores de la edad de hielo en las Montañas Rocosas es el título común de una serie de ensayos sobre el tema, en los que se afirma que los primitivos habitantes de américa del norte preferían alimentarse de animales como el mamut, los bisontes o los camellos y los osos o jabalíes, entre las especies mayores, y que de los pequeños solían cazar castores, alces, caballos o antílopes, entre otros. Lo que todos ellos tienen en común es una gruesa capa de grasa bajo la piel. Las pruebas que se aportan son los restos de estos animales hallados en yacimientos del paleolítico de diversas partes del mundo y en ellos también se han encontrado pruebas de que animales con escasa cantidad de grasa, como los gamos, no se comían pero que los huesos más grandes de su esqueleto se cortaban en trozos para extraerles la médula.

Lo habitual, al parecer, era que se extrajeran estos órganos y que se consumieran crudos en el momento, aunque el animal era previamente desollado. En cuanto a la carne próxima a los músculos, se conservaba para mezclarla con grasa y elaborar el pemmican. Este producto es una verdadera conserva incluso con el sentido actual que tiene este término, además de un concentrado comestible de alto valor energético. Se elaboraba a base de carne seca y machacada hasta reducirla a polvo, y se mezclaba con bayas desecadas y con grasas, como, por ejemplo, el tuétano de los huesos; el aporte vitamínico procedería de las bayas o de otros frutos silvestres, como las moras o los arándanos. La duración de esta «conserva» se prolonga durante décadas, ya que el sebo que contiene evita la formación de moho; de hecho, las grasas que no tomaban en el paleolítico se usaban como conservante de carne seca u otros productos de origen animal; se dice que el pemmican fue adoptado como comida de supervivencia por los primeros colonizadores o viajeros al continente americano, que lo obtenían de los nativos. Estudiosos de las costumbres alimentarias de los esquimales o los indígenas del norte de América, que viven en climas extremadamente rigurosos, observaron que desechaban los animales de carnes magras como el reno, porque si no tomaban alguna carne grasa o algún pez de los más grasos durante aproximadamente un mes, creían que podrían enfermar o debilitarse. Eso les sucedió a los expedicionarios europeos en América o África, que enfermaban cuando entre sus provisiones sólo se incluía tasajo magro o carne de caballo. En estos casos era frecuente que se produjeran diarreas que no tardaban en diezmar el organismo. Las grasas contienen vitamina A, necesaria para el aprovechamiento de los aminoácidos y los minerales. Si carecemos de ella, nuestro cuerpo consume rápidamente sus reservas y, al agotarlas, es vulnerable a todo tipo de enfermedades y su sistema inmunológico no responde. En África aún subsisten tribus que se dedican a la caza y la recolección, y sus hábitos alimenticios indican también su preferencia por las partes grasas de los animales, tales como el cerebro, la lengua o la médula de los huesos.

MATICES IMPORTANTES

Todo lo expresado en el apartado anterior permite suponer que, entre quienes defienden que la dieta cavernícola es la más apropiada y saludable, la opinión de la mayoría es que ésta debió ser muy rica en grasa, si nos basamos en los testimonios hallados por arqueólogos e investigadores históricos, por lo que también debería ser así para las personas que decidan alimentarse con este tipo de productos en la actualidad. Sin embargo, hay matices en relación a ciertos alimentos como los cereales y los granos, ya que no son incorporaciones tan recientes a la dieta humana como algunos afirman, porque en yacimientos paleolíticos se han hallado indicios de vegetales, aunque, evidentemente, en aquel entonces serían silvestres; en efecto, los antropólogos encontraron huellas y restos de raíces y hojas de plantas, semillas, bayas y bulbos.

En el territorio americano, en la fría zona de las Montañas Rocosas, incluso se han hallado semillas de frutos como la pera, los piñones y el amaranto; asimismo, se sabe fehacientemente que, tanto en América como en Europa, el hombre primitivo consumía nueces. Lo cierto es que dependía del clima del lugar donde los cavernícolas habitaban. En climas muy fríos lo habitual es que haya muy pocas especies de plantas, mientras que en climas cálidos abundan las bellotas, los cocos, las nueces y otras especies que añadían grasas a la dieta, pero en este caso de origen vegetal. Es evidente que nuestros antepasados cazadores-recolectores utilizaban ciertas técnicas sencillas para aprovechar los nutrientes de los vegetales y evitar que generasen irritaciones digestivas. Probablemente fueran las mujeres las encargadas de esas labores: pelar, machacar, remojar o fermentar las raíces y las semillas, debido a que los hombres, como ya se ha comentado, se dedicaban fundamentalmente a la caza y a la pesca, por su mayor resistencia física.

Hoy en día es posible tratar los alimentos que contienen carbohidratos de la misma forma que lo hacían las mujeres de la edad de piedra, para que puedan incluirse en la dieta paleolítica: remojo de bellotas y frutas, germinación de semillas e incluso se pueden asar tubérculos en los rescoldos de un fuego encendido en una chimenea o en una hoguera al aire libre.

¿NI SAL NI DULCES?

Entre los principales interrogantes que surgen cuando se describe la dieta cavernícola aparecen: ¿nuestros ancestros no tomaban ni sal ni azúcar? ¿Todos sus alimentos eran amargos o ácidos? Esto parece increíble para las personas de hoy en día, pero es preciso recordar que nuestras papilas gustativas tienen, entre otras funciones, indicar qué tipo de sabores necesita nuestro organismo y, como es obvio, también entonces tenían dicho cometido.

En las dietas primitivas, la miel, un producto que hallamos en la naturaleza incluso sin colmenas, es un ingrediente de enorme importancia. Los indígenas de Tanzania, los pigmeos del Congo, los bosquimanos africanos o algunas tribus norteamericanas y sudamericanas tomaban y toman miel o preparan jarabes y siropes de arce y otros frutos; en ocasiones, estos productos se usaban como ingredientes para el pemmican. Lo que evidentemente no consumían era el azúcar refinado como el que utilizamos nosotros.

En cuanto a la sal, está presente en las carnes y en los pescados, y al igual que los animales, que cuando carecen de la cantidad suficiente que necesita su organismo lamen las rocas, lo más probable es que el hombre primitivo la tomara del mismo modo. Más tarde, e incluso en la actualidad, es posible obtenerla de manera sencilla y natural, dejando evaporar el agua de mar hasta que sólo queden en un recipiente (preferentemente de madera) sus cristales.

BENEFICIOS DE LA PALEODIETA Y CONTROL DE PESO

En la actualidad, uno de los más prestigiosos expertos en la dieta cavernícola es el estadounidense, doctor y académico del Departamento de Salud y Ciencias Loren Cordain, de la Universidad de Colorado (Estados Unidos). Es también autor de numerosos artículos y ha publicado tres libros sobre el tema. En su opinión, esta forma de alimentarse reporta beneficios tanto a niños como a adultos, pero son estos últimos los más beneficiados por las diversas patologías que afectan a las personas en nuestras sociedades y que aparecen en edades posteriores a la infancia. También afirma que, además de mejorar la salud y fortalecer el sistema defensivo de nuestro organismo, la dieta cavernícola es muy positiva para reducir el sobrepeso y, con ella, se consiguen altos niveles de energía. De ahí que la recomiende especialmente a atletas, deportistas

OBJETIVOS DE LA PALEODIETA

- Perder peso.
- Mejorar la salud.
- Recuperar la energía.
- Cansarse menos.
- Combatir la acidez y los problemas digestivos.
- Normalizar las funciones intestinales.
- Aliviar y prevenir enfermedades como osteoporosis, diabetes, obesidad, artritis reumatoide, esclerosis múltiple, diversas dermatitis y celiaquismo.

o personas que por su trabajo requieren la realización de importantes esfuerzos físicos. Estos tres beneficios se obtienen, siempre según la opinión del doctor Cordain, si el organismo se nutre con una mayor cantidad de proteínas, tiene una mínima ingesta de carbohidratos y se eliminan los productos que contienen azúcar refinado, cereales y aceites procesados. También indica huir de los lácteos y, por lo menos una vez al día, hacer algún tipo de ejercicio antes de tomar alguna de las comidas.

Otra interesante cuestión relativa a esta dieta que plantean sus defensores es que el organismo debe tener «la libertad» de comer cuando siente necesidad de hacerlo; es decir, cuando tenemos hambre y no en horas previamente fijadas por la costumbre o la tradición. Dicho concepto está íntimamente relacionado con el control de peso, porque esta dieta no cuenta calorías ni se fija en las cantidades de alimento que se toma. Además de comer sólo cuando sentimos hambre, debemos ingerir la cantidad de comida que sea necesaria para sentirnos saciados; eso, obviamente, hará que nos encontremos bien durante muchas horas y, poco a poco, se vaya estableciendo un nuevo ritmo metabólico y de horarios. Pero es indudable que, por las pautas a las que nos obliga la vida moderna, seguir esta recomendación implica cierta dificultad, ya que los horarios de comidas están generalmente vinculados a las obligaciones laborales y, en el caso de los más jóvenes, al horario escolar.

SABROSAS SUGERENCIAS

Si ya tenemos la costumbre (o la adoptamos) de hacer actividades físicas apenas nos levantamos y al aire libre, estos *desayunos*, tomados tanto al volver a casa como en la propia naturaleza, nos irán estupendamente y con ellos repondremos las energías invertidas en el ejercicio. Como bebida pueden tomarse zumos de frutas o infusiones de cultivo ecológico.

Ensalada verde

Hojas de diverso tipo: lechuga roble, espinacas (lavadas y cortadas a mano) mezcladas, a las que les rallaremos rábanos y huevo duro. La preparación se aliña con zumo de naranja o limón natural recién exprimido, unas gotas de vinagre de Módena y aceite de oliva virgen extra.

Plato de otoño

Sobre un lecho de hojas de cogollos de lechuga, se esparcen semillas de granada, nueces o castañas en pequeños trozos y calabaza cruda cortada en juliana fina. El aliño debe ser similar al de la ensalada anterior.

Sinfonía frutal

Fresas, cerezas, moras y arándanos (todas o las variedades que se encuentren según la estación), mezcladas con orejones de ciruela y albaricoque. Se debe aliñar al gusto con zumo de frutas. Los *almuerzos* y las *cenas* en la dieta paleolítica son de muy fácil elección y elaboración, basándonos en los alimentos recomendados: carnes, pescados, huevos y las verduras con menor contenido en azúcares y carbohidratos, así como los granos salvajes y los frutos, hojas y bayas aconsejados.

Barbacoa de carne

Puede elaborarse con cualquier porción de carne de ternera o añojo asada al fuego de leña o carbón y, si esto no es posible, en una plancha antiadherente o parrilla de horno con acompañamiento de alcachofas también cocinadas a la brasa, pepinillos en vinagre, zanahoria cruda rallada y aliñada con limón y aceite de primera presión.

Salmón en papillote

Se prepara con lomos de salmón o de cualquier otro pescado (preferentemente azul) envueltos en papel de aluminio y horneados. Se puede acompañar con berenjenas en escabeche, encurtidos, setas de cualquier tipo a la parrilla y/o ensalada de apio, manzana y nueces. También con espárragos a la parrilla o al horno.

Tortilla de pollo con dátiles

Previamente se habrán hervido, asado o cocinado a la parrilla las presas del pollo. Luego se cortarán con las manos hasta obtener trozos pequeños. Se baten los huevos y se vierten en una sartén antiadherente o con un mínimo de aceite de oliva virgen extra; cuando los bordes estén cocidos, pero el centro aún esté a medio cuajar, se agrega el pollo y los dátiles sin hueso y troceados. Luego se dobla la tortilla y se le da la vuelta hasta que esté en el punto deseado. Puede tomarse fría o caliente.

Los *postres* en la dieta paleolítica deben seguir la misma línea que los platos descritos:

Compota variada

Se cuecen unas frutas frescas peladas y troceadas: peras, membrillos, manzanas y frutos secos, como pasas o ciruelas pasas. El punto de la compota debe prepararse al gusto, ya que hay quienes prefieren que la fruta esté más deshecha o más entera. Se toma una vez se ha enfriado.

Macedonia de frutas con salsa

Se puede emplear cualquier fruta de estación, troceada y mezclada en un cuenco. Se machaca un plátano maduro al que se le incorpora zumo de lima o naranja hasta que tenga la consistencia de una salsa semilíquida, se vierte por encima de las frutas y se mezcla todo. En lugar de plátano pueden usarse fresas. Pero, la fruta que se emplee en la preparación de la salsa no debe ser una de las que se incorporen a la macedonia.

Copa naranja

Se hornean, una vez pelados y troceados, una calabaza y un boniato (puede añadirse también membrillo si es temporada) hasta que la carne esté muy tierna y pueda deshacerse al machacarla en un mortero o aplastarla con un tenedor. Cuando el puré esté preparado, se esparcen por encima unas nueces o almendras en trocitos minúsculos. Se sirve tibio en copas.

Siguiendo la línea de estas sugerencias, y después de conocer los alimentos permitidos y los prohibidos en la dieta paleolítica, sólo hace falta emplear la imaginación para ampliar la cantidad de platos que integremos en nuestro menú.

En cuanto a los *condimentos* que se admiten en la paleodieta, si es que resulta necesario usarlos, aparte de los mencionados en los platos sugeridos, éstos son: sal marina o de Maldon, orégano u otras hierbas aromáticas (preferentemente recolectadas a mano en el campo), ajo fresco, majado o en polvo; para aportar dulzor, puede emplearse vainilla, canela, nuez moscada y miel.

2 | La dieta de los grupos sanguíneos

Ninguna persona es idéntica a otra, ni por fuera ni por dentro. En cuanto a la nutrición, cada uno de nosotros tiene distintas necesidades, así como alimentos que nos sientan bien y otros no tanto y, por supuesto, nuestros gustos, en materia de comida como en tantas otras cosas, son diferentes.

Pero todos queremos estar sanos, tener energía para desarrollar las actividades de nuestra vida cotidiana, hacerlo a buen ritmo, sentir bienestar, comer siempre los alimentos que nos parezcan más sabrosos y, además, tener el peso ideal y el mejor aspecto posible. Y aquí hemos llegado al punto clave desde el que comenzaron sus investigaciones los pioneros en la conocida como «dieta de los grupos sanguíneos»: ¿cómo conjugar nuestras diferencias, nuestra individualidad singular e irrepetible con los conceptos anteriores que nos unifican en los mismos deseos de salud y buena apariencia? Tal cosa solamente es posible si podemos conjugar lo que nos gusta con lo que sea más sano para cada uno. En relación al primer factor, comer lo que nos gusta, es preciso planificar nuestra alimentación sobre la base de una cantidad de productos lo suficientemente amplia como para que nutrirnos no sea rutinario, monótono e insípido.

En cuanto a lo segundo, la alimentación debe tener en cuenta nuestros rasgos bioquímicos, ya que de ello depende la forma en que nuestro organismo asimila y aprovecha los alimentos.

PROPUESTA INDIVIDUALIZADA

La dieta de los grupos sanguíneos ha roto con el patrón generalizado de que todos hemos de comer lo mismo, que a todos nos sentará bien y que todos mantendremos el peso ideal si consumimos los mismos productos.

Por el contrario, parte de la premisa de que «distintas personas necesitan diferentes alimentos». Sin embargo, se necesitaba un patrón distintivo y un factor común que agrupara las necesidades orgánicas de nutrición de grupos de individuos. Y ese patrón común lo descubrió la ciencia médica a partir del conocimiento de los diferentes grupos sanguíneos. Más tarde se llegó a la conclusión científica de que el grupo sanguíneo y las necesidades de nutrición estaban muy relacionados entre sí. Y basándose en esta primera intuición, que más tarde se convirtió en una certeza cuando se comprobó el acierto de la teoría en la práctica, se estableció la dieta que nos ocupa.

Se trata de una forma de alimentarse que ofrece una amplia gama de posibilidades de elección de los productos que podemos tomar.

El médico estadounidense y naturópata Peter D'Adamo lo formuló de manera breve y precisa: «cada grupo sanguíneo contiene el mensaje genético de la forma de alimentación y comportamiento de nuestros ancestros; muchos de sus atributos nos han influido hasta hoy».

Su afirmación se basa en sus propias indagaciones científicas y con pacientes, que inició a partir de una serie de trabajos en la misma dirección que ya había comenzado su propio padre, el también médico de formación naturalista James D'Adamo. Este último había comprobado que a algunos de sus pacientes una dieta puramente vegetariana sin grasas o con muy pocas grasas no les sentaba del todo bien ni mejoraba sus problemas digestivos, por el contrario, incluso los agravaba. Su conclusión fue que la respuesta a este problema tenía que estar necesariamente en la sangre, ya que es el vehículo que transporta los nutrientes y abastece a todo el organismo. De modo que comenzó a pensar en algún factor que le permitiera determinar qué necesitaba cada individuo para alimentarse correctamente y experimentar el máximo bienestar. Una tarea que le llevó años hasta que logró comprobar que personas con el mismo grupo sanguíneo digerían mejor cierta clase de productos, pero otras (cuyo grupo sanguíneo era diferente) no los aprovechaban de la misma forma. Y lo mismo ocurría con la actividad física: no a todas las personas les ofrecía el mismo beneficio o les generaba el mismo efecto ejercitar su cuerpo de igual manera. El cansancio no era el mismo, como tampoco el efecto sobre la musculatura, el grado de relajación que obtenían, etcétera. Algunas requerían movimientos suaves y otras ejercitarse enérgicamente.

Poco después, sus estudios e investigaciones fueron incorporados en el archivo de su hijo, el ya citado Peter D'Adamo, que profundizó en ellos hasta que llegó a la siguiente conclusión: el sistema de defensas del organismo, así como el aparato digestivo de las personas de un mismo grupo sanguíneo, aprovechan en la actualidad el mismo tipo de alimentación que sus ancestros de ese mismo grupo sanguíneo. Pero esto sólo lo supo con certeza después de realizar estudios genéticos profundos.

HISTORIA HUMANA Y GENÉTICA

Los grupos sanguíneos que tienen las personas hoy en día fueron formándose a lo largo de la propia evolución histórica humana, desde el hombre primitivo hasta el actual. Y esa evolución dependió de la adaptación que en cada era de la historia debió hacer la gente para acomodarse al entorno en el que se veía obligada a vivir, ya que durante mucho tiempo los humanos fueron trashumantes. Pensemos que en cada época, desde la prehistoria, el hombre ha tenido que luchar contra los elementos, defenderse de otras especies que lo amenazaban y, sobre todo, ir cambiando de sitio en busca de alimentación, cobijo y mejores condiciones; de modo que se desplazaba en busca de los ambientes más propicios. Eso determinó sus rasgos físicos, psíquicos y sociales, que se iban transformando a medida en que se enfrentaban y superaban los obstáculos que se interponían entre las personas y su bienestar. De modo que el sistema inmunológico y el sistema digestivo humano también debieron adaptarse para sobrevivir y evolucionar.

El grupo sanguíneo más antiguo, es decir, el primero en conformarse, es el que hoy se designa como O; en la singular descripción de esta teoría nutricional es el de los consumidores de carne. Se desarrolló en torno al año 40000 a. C., cuando en la Tierra habitaba el llamado hombre de Cromagnon, que toma su nombre del lugar donde los arqueólogos hallaron huellas de su existencia (una zona del sur de Francia), aunque su procedencia probablemente haya sido la India, según los estudios antropológicos. Este hombre, muy parecido a nosotros, habitaba en cuevas y se nutría sobre todo de carne, y sus antepasados más remotos son los hombres de Neanderthal, que vivieron en tundras y bosques al final del período glacial. Los hombres de Cromagnon consumían carne, como se ha dicho, porque eran cazadores y, según los restos hallados en diversas excavaciones, fueron hábiles artífices de lanzas, jabalinas, cuchillos y otras herramientas apropiadas para dicha actividad.

Precisamente por ser grandes carnívoros, su energía procedía de la albúmina animal. A medida que aumentaba la población, el entorno ya no ofrecía la caza suficiente para alimentarlos a todos y comenzaron a migrar, extendiéndose por el continente europeo, algo que habría ocurrido en 20000 a. C. Lo más probable es que entonces variara su patrón alimenticio y que incorporara a su dieta otros alimentos como frutos, nueces y raíces, entre otros, y que en las zonas costeras también se incluyeran peces.

El «grupo sanguíneo de los consumidores de carne», o del tipo O, es actualmente mayoritario en el mundo. En el caso de europa, entre un 38 y un 40 % de los habitantes del continente pertenecen al mismo. Estas personas se caracterizan genéticamente por tener un sistema inmunológico de gran resistencia.

El segundo de los grupos sanguíneos en aparecer, durante la etapa neolítica, es decir entre 25000 y 15000 a. C. es el grupo sanguíneo A, en el continente asiático u Oriente Medio, y corresponde a los vegetarianos. En ese momento evolutivo e histórico, los seres humanos ya eran sedentarios y se dedicaban a la agricultura, del mismo modo que habían domesticado a algunas especies animales, por lo que criaban ganado. Esto significó que no necesitaban migrar, ya que se autoabastecían de lo que producían las propias comunidades agrupadas en un mismo lugar. Por tanto, se dejó de consumir tanta carne y se incorporaron a la alimentación los cereales y los vegetales. El cambio en la ingesta tuvo un impacto tanto en el sistema digestivo como inmunológico, y el organismo tuvo que adaptarse a la nueva forma de alimentación. Los genes del grupo sanguíneo A en algún momento llegaron a Europa, y el aparato digestivo humano fue perdiendo la capacidad de digerir correctamente la carne, de asimilarla. Este grupo sanguíneo es mayoritario actualmente en Europa occidental, y pertenecen a él entre un 43 y un 45 % de la población de esta zona del mundo.

Los rasgos genéticos heredados de sus antepasados del neolítico son la buena tolerancia a los alimentos vegetales. En cuanto al grupo sanguíneo B, cuyos individuos, en los estudios realizados por los defensores de la dieta de la que se está hablando, se denominan como «casi omnívoros», se habría formado en la zona montañosa del Himalaya, entre 15000 y 10000 a. C. La población original con este grupo sanguíneo se trasladó desde África hacia Europa, Asia y todo el continente americano. Se alimentaban de carne de animales criados por ellos mismos y tenía gran importancia la producción de leche y sus derivados a partir de la fermentación. En la época en la que los mongoles se trasladaron al continente asiático, se formaron dos grupos distintos de personas con el tipo de sangre B. Uno era sedentario, se instaló en el sur y en el este de Asia y se dedicó principalmente a labores agrícolas. Y otro grupo nómada y guerrero penetró hasta el este de Europa. La herencia que dejaron puede comprobarse en la actualidad: en países del centro de Europa, por ejemplo, Alemania o Austria, un 10 % de la población tiene sangre del grupo B. Sus rasgos esenciales son la gran capacidad que tienen para adaptarse a muy diversas condiciones vitales y su inclinación a vivir en comunidad. El más joven de los grupos sanguíneos es el AB, o grupo de consumidores mixtos, formado hace 2000 o 1000 años de antigüedad; es también el minoritario entre la población mundial: apenas alcanza un 5 %. Apareció como consecuencia de haberse mezclado miembros de tribus del grupo de sangre A e integrantes de tribus del grupo B, como podría ser el caso de caucásicos y mongoles, respectivamente. Este grupo sanguíneo tiene defensas especiales que evitan que se contraigan alergias y algunas de las enfermedades llamadas autoinmunes; pero, en cambio, es propenso a algunas variedades cancerosas y su sistema digestivo es delicado.

Las personas del grupo sanguíneo O deben consumir preferentemente carne, ya que es de ella de donde extraen su energía. No digieren bien el gluten, por lo que deben evitar en lo posible comer trigo.

A las del grupo sanguíneo A les aprovecha mejor la albúmina vegetal, y no deberían tomar productos lácteos porque les provoca abundante secreción de mucosidad.

La gente del grupo sanguíneo B, por su parte, puede comer de todo, pero equilibradamente; asimilan correctamente tanto la carne como los vegetales y los cereales, al igual que la leche y sus derivados.

Por último, quienes pertenecen al grupo sanguíneo AB también pueden tomar un poco de todo, pero cuidando de no ingerir los alimentos más irritantes, por la sensibilidad de su sistema digestivo.

Después de largas investigaciones y una vez aplicados estos conceptos y comprobados en la práctica, los médicos nutricionistas que confían en esta forma de alimentación que atiende a la pertenencia a determinado grupo sanguíneo han conseguido diseñar una dieta individualizada que tiene en cuenta las singularidades genéticas, inmunológicas y bioquímicas de los individuos de cada grupo.

RICO Y MUY SANO

Para seguir la dieta de los grupos sanguíneos, en primer lugar, cada persona debe saber a cuál de ellos pertenece.

Por lo general, la gente conoce este dato porque se trata de una prueba rutinaria que se realiza habitualmente a los recién nacidos y que figura en la cartilla médica o se incluye en la mayoría de las analíticas.

En esta dieta no se cuentan calorías ni se pesan o miden las raciones, e igualmente se alcanza el peso correcto, siempre y cuando se tomen los alimentos que son beneficiosos para el grupo sanguíneo al que se pertenece, lo que además conlleva bienestar físico y energía. Son tan amplias las posibilidades donde escoger que es posible disfrutar de menús riquísimos y muy variados.

Esta dieta divide los alimentos en tres categorías para cada grupo sanguíneo: «saludables», «neutros» y «perjudiciales». Los que integran la lista de saludables son como si tomáramos un remedio para mejorar nuestras funciones digestivas, aumentar nuestras defensas y evitar las enfermedades a las que somos propensos. Los neutros, como es lógico, son aptos para todos los grupos sanguíneos y completan la nutrición introduciendo variedad en las comidas. Por último, los perjudiciales, sobre todo si se toman con frecuencia o en grandes cantidades, como su nombre indica, perjudican nuestra salud y nos resultan difíciles de digerir; en suma, nos sientan mal.

Todos los productos alimenticios están clasificados dentro de las categorías antes mencionadas: las carnes rojas y las aves; los pescados, los crustáceos y los moluscos; los vegetales, tanto verduras como frutas; las legumbres y los cereales; la leche y los productos derivados; los huevos; los aceites y las grasas; los frutos secos y las semillas, e incluso las bebidas frías o calientes y las especias y condimentos que es aconsejable utilizar para sazonar nuestros platos, lo que completa un total de 300 opciones entre las que escoger, de acuerdo a la compatibilidad sanguínea.

Todos los productos que integran las recomendaciones de la dieta de los grupos sanguíneos pueden hallarse fácilmente. Muchos de ellos en los comercios tradicionales, mercados, etcétera, y otros en herboristerías o tiendas especializadas en productos dietéticos y naturales.

UNA AMPLIA GAMA DONDE ESCOGER

A continuación, se proporcionan algunos datos que serán muy útiles para que las personas de cada grupo sanguíneo confeccionen los menús que mejor les sienten, sabiendo qué alimentos de entre los más comunes les resultan saludables, cuáles son los neutros y cuáles serían perjudiciales para su salud.

Grupo sanguíneo O:

Estas personas, por lo general, están dotadas de un poderoso y activo sistema inmunitario, la actividad de su glándula tiroides es lenta, no les resulta fácil adaptarse si cambian sus condiciones ambientales y nutricionales, se sienten bien realizando una intensa actividad física o deportiva y su aparato digestivo metaboliza bien las proteínas de la carne, el pescado y el marisco.

El grupo O puede incluir abundantes frutas y verduras en su dieta, pero reduciendo la ingesta de las crucíferas,

como la coliflor o las coles de Bruselas, así como las berenjenas o las patatas, pertenecientes a las solanáceas, entre las
cuales quedan al margen los tomates, que les sientan bien.

En cuanto a las carnes, deben tomarlas preferentemente magras y evitar la carne de cerdo, los embutidos y los
productos en salazón. Son aptos para su dieta todo tipo
de pescados y mariscos, salvo el pulpo, el salmón o la pa-
lometa ahumados, los arenques en salazón, el caviar y, en
general, cualquier tipo de pescado salado o en conserva.

Puede ingerir sin problemas mantequilla, queso fresco
y tofu, pero no le sienta bien la leche, los lácteos en general
ni los quesos curados o los huevos. Lo ideal es que eliminen
todo aquello que contenga trigo, y que tomen lo mínimo
posible productos elaborados con maíz u otros cereales. No
son buenos para este grupo los refrescos con gas y entre las
bebidas calientes deben preferir el té al café; pueden beber
incluso, como terapia ante ciertos malestares, tila, menta
o regaliz y, en cambio, evitar la equinácea o el ruibarbo.

Estas personas engordan cuando toman alimentos con
gluten de trigo, maíz, lentejas, judías y las ya mencionadas hortalizas del grupo de las crucíferas. Si quieren perder
peso deben consumir sal yodada, aunque en poca cantidad. Están permitidos las algas marinas, los pescados y los
mariscos y las verduras como las espinacas o el brócoli.

Grupo sanguíneo A:

En opinión del doctor D'Adamo, este grupo, por lo general, tiene un sistema inmunitario frágil, se adapta bien
a diversos ambientes, se siente cómodo con algún tipo de

actividad física suave y a su aparato digestivo le cuesta procesar la carne, la leche y otros productos lácteos, así como la harina de trigo. La dieta más apropiada para las personas que pertenecen a este grupo sanguíneo es la vegetariana, con una importante ingesta de legumbres y cereales.

Lo ideal es que se alimenten de legumbres, cereales, verduras y frutas. También pueden tomar pescados azules como el mero, el bacalao, el salmón, las sardinas o la trucha, y pescados blancos como la merluza, aunque en pequeñas raciones. No les conviene comer lenguado, fletán y otros pescados planos. No les van bien las carnes, salvo muy de vez en cuando, y no deberían consumir nunca embutidos, ahumados ni salazones, así como tampoco productos lácteos, empezando por la leche y nada que contenga trigo. Su aparato digestivo es especialmente sensible a los precocinados, las conservas, etc.

Los productos elaborados con soja (tofu, leche, etcétera) les resultan especialmente digestivos y les proporcionan bienestar. También deberían incluir en su dieta diaria semillas de linaza y otras oleaginosas, al igual que frutos secos, con la excepción de pistachos y anacardos.

Entre las infusiones curativas adecuadas para este grupo podemos incluir la manzanilla, la equinácea o la valeriana, y les resulta perjudicial el ruibarbo y la acedera.

Estas personas ganan peso cuando toman lácteos, carnes o productos de trigo en grandes cantidades y, en cambio, lo pierden si toman aceites vegetales, verduras, productos como la soja y sus derivados, así como prácticamente todas las verduras. Entre las frutas, la piña es especialmente beneficiosa para ellos si su propósito es adelgazar.

Grupo sanguíneo B:

Debido a su eficiente sistema inmunitario, a su alto grado de adaptabilidad y a un aparato digestivo eficaz, las personas de este grupo pueden tomar una gran variedad de productos de todo tipo, aunque no toleran bien el cerdo, el pollo, los embutidos y los mariscos, así como tampoco los frutos secos o las semillas. Su dieta deber ser variada, e incluir lácteos, huevos y vegetales en abundancia, sobre todo verduras de hoja y mucha fruta. Pueden tomar pescado de diversas variedades, pero deben evitar las anchoas y los mariscos y los moluscos. No deben abusar del trigo ni del maíz en sus diversas formas y preparaciones. Les va bien la actividad equilibrada y los ejercicios aeróbicos como marcha o natación, practicados de forma moderada.

Les convienen las infusiones de menta, ginseng o salvia y no les resultan saludables la tila, el sen o el lúpulo.

Bajan de peso si toman verduras de hoja verde, huevos y lácteos. En cambio, engordan con cereales como el maíz o el trigo y las legumbres.

Grupo sanguíneo AB:

Siempre de acuerdo con la teoría de Peter D'Adamo, el sistema inmunitario del grupo AB, al igual que su aparato digestivo, son vulnerables, por lo que requieren una dieta mixta equilibrada: deben evitar la carne roja, la pasta y los frutos secos, y pueden tomar legumbres de vez en cuando, pero nunca alubias. Lo adecuado para estas personas es tomar un mínimo de carnes rojas y nunca embutidos o conservas. Les van bien los pescados, excepto la lubina o la anchoa, y deberían evitar los mariscos y los moluscos de concha.

El trigo o las pastas elaboradas con este cereal son alimentos que toleran mal y, por lo general, salvo que sus vías respiratorias se hallen afectadas, pueden tomar leche y sus derivados sin problemas.

Las frutas y las verduras les sientan muy bien, al igual que el aceite de oliva; les son especialmente beneficiosas las uvas y las ciruelas, o los frutos rojos del bosque, y también el tomate. Toleran mal el vinagre y, por tanto, también los encurtidos.

Su actividad física debe ser equilibrada y relajante. Entre las infusiones que le son beneficiosas podemos citar la manzanilla, la equinácea o el espino blanco; en cambio, no deberían tomar áloe o tila.

Aumentan de peso si consumen carnes rojas, trigo o maíz y judías; por el contrario, adelgazan con las verduras, los pescados, los lácteos, la piña y el tofu.

PARA TODOS LOS GRUPOS SANGUÍNEOS: LOS ALIMENTOS SALUDABLES DE LA «A» A LA «Z»

A
aceite de linaza **O, A**
aceite de mantequilla **B**
aceite de oliva **O, A, B, AB**
acelgas **O, A**
achicoria **O, A**
agua **O, A, B, AB**
ají **B**
ajo **O, A, AB**
albaricoques/zumo **A**
alcachofas **O, A**
alcaparras **A**
alfalfa **A, AB**
alfalfa, brotes tiernos **A, AB**
alforfón (también tostado,
   kascha) **A**
algas **O**
alholva **O**
áloe **A**
álsine **O**
alubias carilla **O, A**
alubias manteca **B, AB**
alubias negras **A**
alubias pintas **O, A, AB**
alubias riñón **B**
alubias rojas **AB**
amaranto **A**
anjova **O, B**
apio **AB**
arándanos **A**
arándanos rojos **A, B, AB**
arenque **O**

arroz (integral, salvaje) **AB**
arroz basmati **AB**
arroz blanco **AB**
arroz hinchado **B, AB**
arroz integral **AB**
arroz salvaje **AB**
atún blanco **AB**

B
bacalao **O, A, B, AB**
baila **O**
bardana **A, B, AB**
bayas Boysen **A**
berenjenas **B, AB**
boniatos **O, B, AB**
bróculi **O, A, B, AB**
búfalo **O**

C
caballa **O, A, B, AB**
cacahuetes/manteca de cacahuete
   A, AB
café (también descafeinado)
   A, AB
calabaza común **O, A**
caracoles de viña **A, AB**
cardo mariano **A**
carnero **O, B, AB**
castañas **AB**
caviar **B**
caza (ciervo/corzo) **O, B**
cebollas **O, A**

cerezas **A**, **AB**
ciruelas **O**, **A**, **B**, **AB**
ciruelas claudia **O**, **A**, **B**, **AB**
ciruelas damascenas **O**, **A**, **B**, **AB**
col china **B**
col lombarda **B**
col rizada verde **O**, **A**, **B**, **AB**
coles de Bruselas **B**
coliflor **B**, **AB**
colinabo **O**, **A**
conejo/liebre **B**, **AB**
copos de avena **B**, **AB**
copos de centeno tostados **AB**
corazón **O**
cordero **O**, **B**, **AB**
coregono lavareto **O**, **A**
corteza de olmo **O**, **A**
corvina **A**
cuajada/queso de soja (tofu) **A**
cúrcuma **O**
curry **O**, **B**, **AB**
chirivías **O**, **A**, **B**, **AB**
chucla caramel **A**, **B**, **AB**

D
diente de león **O**, **A**, **AB**
dolichos **A**
dorada **B**

E
eglefino **B**
equinácea **A**, **AB**
escanda **B**, **AB**
escaramujo (gabarda) **O**, **A**, **B**, **AB**
escarola **O**
espinacas **O**, **A**

esturión (sollo) **O**, **B**, **AB**
extracto de algas **O**

F
fletán **O**, **B**
frambueso **O** (hojas) **B**
fresa (hojas) **AB**

G
gallineta nórdica **B**, **AB**
ginseng **A**, **B**, **AB**
gofres de arroz **A**, **B**, **AB**

H
harina de algarroba **O**
harina de arroz **A**, **B**, **AB**
harina de avena **A**, **B**, **AB**
harina de centeno **A**, **AB**
harina de soja **A**
harina de trigo con germen **AB**
helado de yogur **B**
hierba de san Juan **A**
hígado **O**
higos (frescos y secos) **O**, **A**, **AB**
huevos **B**

J
jengibre **A**, **B**
judías adzuki **O**, **A**
judías de Lima **B**
judías mung **A**
judías verdes **A**
judías verdes de mata baja **A**

K
kéfir **B**, **AB**
kiwis **AB**

L

leche de cabra **B**, **AB**
leche desnatada **B**
lechuga romana **O**, **A**
lenguado **O**, **B**
lentejas (verdes y rojas) **A**
lentejas de Puy **A**
lentejas verdes **AB**
liebre/conejo **B**, **AB**
limón **A**, **AB**
limonada natural **A**
lucio **O**, **B**, **AB**
lúpulo **O**

M

maitake (hongos) **AB**
malta **A**
manzanilla **A**, **AB**
melaza **A**
merluza **O**, **B**, **AB**
mero **A**, **B**, **AB**
miel de soja **A**
mijo **B**, **AB**
miso **A**, **AB**
moras **O**
mostaza **A**
mozzarella **B**, **AB**

N

nata ácida (baja en grasas) **B**, **AB**
nueces de pecana **B**
nueces **O**, **AB**
ñame **B**, **AB**

O

okra (mongo) **O**, **A**
oxiacanto **A**, **AB**

P

pan de arroz (pan de arroz
    integral) **B**, **AB**
pan de arroz integral **B**, **AB**
pan de centeno **AB**
pan de germen de centeno **AB**
    integral **B**, **AB**
pan de arroz integral **B**, **AB**
pan de centeno **AB**
pan de germen de centeno **AB**
pan de germen de trigo **B**
pan de soja **A**, **AB**
pan de trigo **A**, **B**, **AB**
pan de trigo germinado **A**, **B**, **AB**
pan sueco **AB**
papaya **B**
pargo colorado **O**, **A**, **AB**
pasta de alforfón **A**
pavo **AB**
pepino **AB**
perca **O**, **A**
perejil **O**, **A**, **B**, **AB**
pez aguja **AB**
pez de limón (medregal
    coronado) **O**
pez espada **O**
Pfeffeminze **O**, **B**
pimienta de Cayena **O**, **B**
pimientos (verdes, amarillos y
    rojos) **B**
pimientos rojos **O**
piña **A**, **B**, **AB**
pipas de calabaza **O**, **A**
plátanos **B**
platija **B**
pomelo **A**, **AB**
puerro **O**, **A**

Q
queso de cabra **B**, **AB**
queso de granja **B**, **AB**
queso de oveja **B**, **AB**
queso de vaca fresco
   (danés) **B**, **AB**

R
rábanos picantes O, **A**, **B**, **AB**
rape **A**, **B**, **AB**
regaliz **B**, **AB**
remolacha roja **B**, **AB**
repollo verde O, **A**, **B**, **AB**
ricotta **B**, **AB**

S
sábalo (alosa) O, **B**, **AB**
salmón O, **A**
salvado de arroz **B**, **AB**
salvia **B**
sardinas O, **A**, **B**, **AB**
sémola de avena **B**, **AB**
serrano arenero O
shiitake (hongos) **B**
soja roja **A**, **AB**

T
tamari **A** **A**
tamarindos **B**
té verde **A**, **B**, **AB**
ternera O
tila O
tofu (cuajada/queso
   de soja) **A**

topinambur O, **A**
trucha arco iris O, **A**, **AB**
trucha asalmonada **A**, **B**,
   AB

U
uva **B**, **AB**
uva crespa (grosellas
   silvestres) **AB**

V
vaca/buey O
valeriana **A**
verrugato **A**
vino tinto **A**

Y
yogur/yogur de frutas **B**, **AB**

Z
zanahorias **A**, **B**
zarzamoras **A**
zarzaparrilla O
zumo de apio **A**, **AB**
zumo de arándanos rojos **B**,
   AB
zumo de cerezas O, **A**, **AB**
zumo de ciruelas pasas O, **A**
zumo de col **B**, **AB**
zumo de papaya **B**, **AB**
zumo de piña O, **A**, **B**
zumo de pomelo **A**
zumo de uva **B**, **AB**
zumo de zanahorias **A**, **AB**

PROPUESTA DE MENÚ PARA UN DÍA

A continuación se presentan ejemplos de lo que puede ser una dieta saludable para cada grupo sanguíneo a lo largo de un día. Son tantas las posibilidades de combinación de productos beneficiosos y neutros que, en esta dieta, cada persona puede comer a su gusto confeccionando sus menús preferidos.

Grupo O:

Desayuno:

- Una taza de infusión de hierbas.
- Un vaso de limonada.
- Tostada de pan de centeno untada con mantequilla, miel, puré de plátano y pulpa de pomelo.

Almuerzo:

- Un filete de salmón a la plancha aderezado con finas hierbas y rociado con zumo de limón con chirivías y zanahorias cocidas al vapor.

Merienda:

- Crackers o galletas sin gluten con rodajas de pepino y queso de oveja.

Cena:

- Chuleta de ternera a la plancha u otro trozo de carne de ternera al horno acompañada de espinacas cocidas al vapor y aliñadas con aceite de oliva, sal y pimienta. Puede picarse finamente un trozo de tofu o saltear ajo triturado y esparcirlo encima de las espinacas.

Agua, agua mineral, vino o cerveza (con moderación), infusiones de menta y té verde.

Como refresco o entre horas:

Zumos de todas las frutas y vegetales u hortalizas saludables (sólo de una o combinando varias) y batidos de frutas permitidas con leche de soja.

Grupo A:

Desayuno:

- Una taza de café.
- Un vaso de zumo de piña.
- Pan de mijo tostado y untado con queso fresco y mermelada de albaricoque.

Almuerzo:

- Sopa de pescado (bacalao o perca) con verdura variada, combinando las saludables con las neutras.

Merienda:

- Galletas de avena integral con leche de soja y compota de pera.

Cena:

- Arroz integral con pollo y albaricoques (se prepara como una paella, friendo el pollo en aceite de oliva con cebolla y otras verduras saludables y orejones de albaricoque; luego se añade el arroz previamente cocido aparte y se mezcla todo).

Para beber en las comidas:
- Agua mineral o de manantial, vino tinto o blanco (con moderación), té verde o infusiones de saúco y escaramujo y café.

Como refresco o entre horas:
- Zumos de vitaminas de piña, fresa y uva; limón y pomelo; brócoli y zanahoria o de cualquiera de las frutas y verduras u hortalizas saludables (sólo de una o combinando varias).

Grupo B:

Desayuno:
- Una taza de té negro.
- Un vaso de zumo de pomelo.
- Huevos a las finas hierbas o yogur.
- Pan de escanda.

Almuerzo:
- Conejo guisado con cebolla y vino blanco, acompañado de boniatos y coles de Bruselas.

Merienda:
- Pan de harina de arroz con confitura de ciruelas o frutos rojos.

Cena:
- Ensalada de queso Emmental con lechuga, pepino, pimiento y cebolleta, aliñada con aceite de oliva, zumo de limón y finas hierbas al gusto.

Para beber en las comidas:
- Agua mineral, té verde, café, té negro; con moderación cerveza, vino tinto y blanco.

Como refresco o entre horas:
- Zumos de cualquiera de las frutas y verduras u hortalizas saludables (sólo de una o combinando varias); batidos de yogur o suero de mantequilla con las frutas permitidas.

Grupo AB:

Desayuno:
- Una taza de café.
- Un vaso de zumo de zanahoria.
- Pan de germen de trigo con mermelada de ciruelas.

Almuerzo:
- Lomo de cordero al horno
- Puré de piña
- Judías verdes.

Merienda:
- Peras con crema de chocolate.

Cena:

- Berenjenas gratinadas con tomate fresco y queso Emmental rallado y espolvoreado por encima.
- Pueden esparcirse piñones.

Para beber en las comidas:

- Agua mineral,
- Agua con limón (ideal para tomar en ayunas), café, cerveza, vino tinto y blanco (con moderación).

Como refresco o entre horas:

- Zumos de frutas y verduras u hortalizas saludables (sólo de una o combinando varias) y batidos de fruta con leche de soja o leche desnatada y miel.

3 | La dieta de la zona

El creador de esta dieta es el doctor en bioquímica Barry Sears de California que propone como alimentación muy saludable una ingesta en la que se combinan un 40% de carbohidratos, un 30% de proteínas y otro 30% de grasas.

Este científico utiliza la palabra «zona» para indicar que el cuerpo tiene un equilibrio hormonal adecuado, con unos niveles apropiados de insulina y glucagón.

La insulina y el glucagón son dos hormonas que sirven para el aprovechamiento de diversos nutrientes, sobre todo de los hidratos de carbono. Pero mientras que la insulina hace descender los niveles de azúcar en sangre (razón por la que se utiliza para el tratamiento de personas diabéticas, cuya glándula pancreática no la produce en cantidad suficiente), el glucagón los aumenta.

Según Sears, cuando estas dos hormonas están equilibradas, el organismo libera ciertas sustancias antiinflamatorias cuyo efecto es similar al de la Aspirina, que suele recetarse para evitar problemas cardíacos, pero evitando los efectos indeseables que ésta tiene sobre el aparato digestivo. Además de para el corazón, este equilibrio mantiene la buena salud en general. Y añade que si comemos un 30% de proteínas y un 40% de hidratos de carbono se produce este efecto, que es a lo que el científico denomina «la zona».

La «dieta de la zona», afirma Sears, no es más que una evolución de la dieta mediterránea. Las modificaciones introducen productos propios de la alimentación japonesa, con mayor consumo de ácidos grasos omega-3. Los japoneses son el pueblo con menor mortalidad cardiovascular del mundo.

Otros expertos afirman que es ideal mantener la proporción equilibrada de ingesta de alimentos que se recomienda en la «dieta de la zona» y, a la vez, que se tengan en cuenta los productos indicados como apropiados para cada grupo sanguíneo, en la dieta que considera a estos últimos. Asimismo, el cuerpo que disfruta de un equilibrio calórico realiza sus funciones con mayor eficacia y no necesita almacenar su exceso de calorías en forma de grasas.

Otro factor fundamental de esta dieta, según el doctor Sears, fruto de investigaciones que realizó posteriormente, es la importancia que concede a ingerir una proporción equilibrada de ácidos grasos omega-3 y omega-6.

PERFECTO EQUILIBRIO

Ciertos pueblos como los esquimales o los japoneses mantienen una dieta tradicional en la que se incluye un alto consumo de omega-3, que aumenta el tiempo de coagulación sanguínea; entre esta población, la incidencia de enfermedades cardiovasculares es bajísima. Otras virtudes de este ácido graso es, según algunas opiniones, que tiene efectos positivos sobre la actividad cerebral al retrasar el envejecimiento celular, que incide en la mejora de los estados depresivos y que previene la pancreatitis por su acción al hacer que desciendan los triglicéridos.

Sus fuentes naturales son los pescados azules de agua fría como el salmón o las sardinas, entre otros, las nueces, las semillas de lino, etcétera, aunque también pueden tomarse en cápsulas naturales de farmacia. Algunas firmas comerciales que elaboran alimentos envasados han comenzado a añadir en las últimas décadas omega-3 a la leche de vaca o de soja y a los huevos, entre otros productos.

Los ácidos grasos omega-6 también son muy necesarios, pero consumirlos en exceso genera graves enfermedades. En las modernas dietas occidentales de comida rápida y gran ingesta de alimentos procesados de producción industrial, como los precocinados, etcétera, en que la proporción entre omega-6 y omega-3 es sumamente desequilibrada a favor del primero, son frecuentes los problemas de hipertensión, diabetes, cardíacos, las artritis y el cáncer de colon, e incluso favorece los estados depresivos.

Los ácidos grasos omega-6 son, entre otros, los aceites vegetales, los cereales, los huevos y aves de granja y las nueces.

ALIMENTOS BENEFICIOSOS

La acción beneficiosa de los hidratos de carbono depende de la rapidez con que penetran en el flujo sanguíneo porque de ello depende, a su vez, que se transformen en glucosa y, seguidamente, el organismo produzca mayor secreción insulínica.

Productos como el azúcar blanco, la miel, los cereales, las patatas y todo lo que se elabora con harina refinada, como el pan blanco, entra en esta categoría. En cambio, los carbohidratos de absorción lenta son los vegetales, las frutas, las legumbres, los cereales integrales y todo lo que se elabore con ellos, ya que la fibra ayuda a que descienda la velocidad de absorción de azúcares y grasas, y de su incorporación en el torrente sanguíneo.

Entre las proteínas son preferibles las de origen vegetal presentes en la soja, las legumbres y sus germinados, y también las de semillas, tofu, hesitan y ciertas algas como la espirulina, entre otros. Y de aquellas fuentes de proteínas animales, las recomendables son las carnes de pollo, pavo y conejo, evitando las carnes rojas y los pescados, sobre todo azules, como ya se ha mencionado.

Entre los productos lácteos es mejor tomar yogur y leche fermentada, y no quesos.

Las mejores opciones en cuanto a las grasas son el aceite de oliva, si es posible de primera presión o virgen y las propias aceitunas.

ALGUNOS PUNTOS QUE DEBEN CONSIDERARSE

En primer lugar, para hacer cualquier tipo de dieta es preciso consultar a un especialista en nutrición o al médico de cabecera para asegurarnos de que podemos seguirla sin que se produzca ningún inconveniente para nuestra salud.

Si estamos sanos, debemos intentar comer proteínas saludables para no sobrecargar a los riñones. Además de mantener el equilibrio proporcional de la ingesta de proteínas, carbohidratos y grasas como ya se ha comentado, es necesario tener en cuenta la complexión física de cada persona, su ritmo de vida y su nivel de grasa corporal para saber la cantidad de alimentos que podemos ingerir. Lo ideal es tomar una comida una hora después de despertarse y, a continuación, a lo largo del día, comer cada cuatro o seis horas, tengamos o no hambre, para mantener estables los niveles de insulina; esto hace que se quemen grasas.

En esta dieta se aconseja que las mujeres, cada cuatro o seis horas, tomen unos 10 gramos de grasas, el doble de proteínas y el triple de carbohidratos saludables. Mientras que a los hombres se les indica que en los mismos períodos de tiempo consuman 15 gramos de grasas y también el doble y el triple de proteínas y carbohidratos, respectivamente. Después de cada una de estas comidas, al cabo de dos horas o dos horas y media después, tanto mujeres como hombres deberían ingerir 3 gramos de grasa, 6 de proteínas y 9 de carbohidratos.

En resumen, que quien hace la dieta de la zona toma cinco comidas diarias, todas ligeras, aunque mucho más las de entre horas que las principales, sin dejar pasar nunca más de cinco horas entre una ingesta y otra, para no alterar los niveles insulínicos. En total, si se respeta estos consejos, la cantidad de calorías que se ingiere diariamente es de unas 1.100, Y aunque parezcan muy pocas, las personas que «viven en la zona», alimentándose de esta manera no manifiestan tener hambre.

Además, es fundamental beber ocho vasos de agua diariamente y por lo menos tres veces por semana realizar ejercicio.

Alimentos aconsejados

Carbohidratos
- verduras
- frutas
- legumbres
- cereales
- pastas integrales

Proteínas de origen animal
- ternera magra
- pavo
- pollo
- conejo
- pescados azules
- leche y yogur fermentados

Proteínas de origen vegetal
- garbanzos
- lentejas
- judías
- tofu
- soja
- gluten
- alga espirulina

Grasas:
- aceite de oliva virgen extra
- aceitunas

Alimentos que deben evitarse

Carbohidratos:
- azúcar blanco
- miel
- patatas
- harina
- pastas
- pan blanco

Proteínas:
- carnes rojas
- pescados blancos
- leche entera y derivados y quesos

Grasas:
- mantequilla
- margarina
- tocino

Ejemplo menú para un día

Desayuno:

- Una taza de café, té o infusión.
- 2 tostadas de pan de avena integral con una loncha de pavo.
- 1 yogur desnatado (puede ser con cereales sin azúcar).

Colación de media mañana:

- Una fruta
- Un puñado pequeño de frutos secos.

Comida:
- Trucha asalmonada al horno con ensalada de judías verdes.
- Una pera.

Merienda:
- Yogur de soja o gelatina sin azúcares añadidos.

Cena:
- Conejo guisado con cebolla, tomate, pimiento y coles de Bruselas.
- Ensalada de lechuga.
- Una manzana u otra fruta.

Si se consideran los alimentos permitidos y los que están prohibidos, es posible confeccionar menús variados de la dieta de la zona con mucha facilidad.

4 | Dietas purificantes

Después de períodos de excesos, y para aquellas personas que deseen depurar su organismo o bajar unos kilos rápidamente, hay una serie de dietas que no pueden prolongarse durante mucho tiempo, pero que resultan eficaces. Entre las más populares y efectivas se encuentran la dieta de la alcachofa, la del alpiste y la de la piña, que toman su nombre precisamente del alimento «estrella» en el que se basan.

DIETA DE LA ALCACHOFA

La alcachofa es una hortaliza con muchas virtudes para la salud. Por su gran contenido en cinarina actúa como un depurativo de la sangre, a la vez que mejora el funcionamiento del hígado y potencia la producción de bilis; precisamente por esto último ayuda a la eliminación del colesterol y regula los niveles de azúcar en sangre. Es por eso que se recomienda tanto a los diabéticos como a los hipertensos, en este último caso porque contiene una escasa cantidad de sodio si no se le añade a la cocción o en el plato demasiada sal. Como a la vez tiene mucho potasio es diurética. De modo que al evitar la retención de líquidos, combate la formación de edemas y previene o mejora la celulitis.

Su aporte calórico es muy bajo: sólo 49 calorías por cada 100 gramos y es muy rica en fibra, que combate la absorción de grasas y azúcares, además de ser ligeramente laxante. Una dieta basada en la alcachofa permite adelgazar 3 kilos en tres días, pero no puede prolongarse más allá de ese período para no desequilibrar al organismo. Sin embargo, hacer la dieta de la alcachofa cada cierto tiempo es recomendable para purificarse, deshincharse y sentirse más ligeros y con más energía.

Menú a repetir durante tres días

Desayuno:
- Zumo de fruta natural.
- Dos tostadas de pan integral untadas con crema de alcachofa.
- Un yogur de soja o natural desnatado.

Almuerzo:
- 50 g de arroz integral o una patata mediana guisadas con alcachofas.
- Una manzana.

Merienda:
- Un vaso de leche desnatada o de soja.

Cena:

- 3 o 4 alcachofas a la plancha.
- 50 g de queso fresco.
- Una rebanada de pan integral.

Junto a esta dieta se recomienda beber por lo menos 2 litros de agua entre las comidas y tomar dos cápsulas de alcachofa poco antes de merendar. Una vez transcurridos los tres días de dieta los resultados serán notables; si se continúa con una alimentación baja en grasas y azúcares y se hace ejercicio físico, el peso perdido no se volverá a ganar.

Esta dieta no deben hacerla las mujeres embarazadas ni las que estén dando el pecho; entre otras cosas porque la leche tendrá un gusto amargo y el lactante la rechazará. Asimismo, no es recomendable para niños en edad de crecimiento ni adolescentes, como tampoco para personas con estados depresivos o convalecientes.

DIETA DEL ALPISTE

En realidad, la llamada dieta del alpiste no es exactamente tal en el sentido de un régimen para adelgazar, sino que se trata de comer de forma sana, agregando a lo que comemos diariamente una bebida elaborada con agua y alpiste, lo que contribuye a la mejora notable de la salud y también de la silueta. La mayoría de nosotros conoce esta planta por sus semillas, que se usan como alimento de las aves domésticas y poco sabemos sobre el mismo. El alpiste es una planta gramínea, oriunda de África, concretamente de Egipto y Sudán, aunque actualmente se cultiva prácticamente en el mundo entero. En cambio, casi nadie sabe que un vaso de leche de alpiste tiene más proteínas que 3 kilos de carne. El alpiste, asimismo, contiene aminoácidos muy beneficiosos para el buen funcionamiento del metabolismo y enzimas con un intenso poder antiinflamatorio, sobre todo del hígado, el páncreas y los riñones; de manera que cura la diabetes, mejora notablemente la cirrosis y aumenta la eliminación de orina haciendo que desciendan los niveles de tensión arterial. Entre otras enzimas contiene la llamada lipasa, que contribuye a que el organismo se libere rápidamente de las grasas que se depositan en venas y arterias, provocando altos niveles de colesterol y triglicéridos y las enfermedades cardiovasculares consecuencia de los mismos, además de los depósitos grasos que hay en todo el cuerpo de las personas que padecen obesidad.

Por otra parte, el alpiste tiene propiedades antibacterianas, es un notable antioxidante muy rico en fibra, lo que genera un efecto regulador de la función intestinal. Todos estos efectos han sido comprobados por diversos nutricionistas y por un estudio en profundidad realizado por la Universidad de México. Si a ello sumamos que la bebida de alpiste que está indicada ingerir no requiere preparaciones complicadas y que el precio de la semilla es muy barato, ésta es una opción que merece la pena incluir en nuestra dieta.

El «elixir» de la salud

Se ponen en remojo cinco cucharadas soperas de semillas de alpiste durante toda la noche. Por la mañana se escurre y se vierten las semillas en el vaso de la licuadora; se añade agua de manantial o mineral hasta llenarlo y se licúa. Nunca debe añadirse azúcar, frutas ni ningún otro producto a la mezcla. Obtendremos un líquido de consistencia lechosa y de sabor suave. Se bebe un vaso grande en ayunas y otro antes de acostarse. Si se desea, también puede tomarse como acompañamiento del almuerzo y la cena, además del vaso que se tome por la mañana y la noche.

LA DIETA DE LA PIÑA

La piña, o ananá, como se conoce a esta fruta en Hispanoamérica, tiene muchas virtudes alimenticias y beneficiosas para la salud. Contiene una gran cantidad de vitamina C, minerales como potasio, yodo, magnesio, calcio, fósforo, hierro, azufre y manganeso; es muy baja en calorías debido a su alto contenido en agua y es rica en fibra vegetal.

Además de propiedades diuréticas y saciantes, es también un potente antiinflamatorio. También ayuda a resolver problemas de irregularidad menstrual y a aliviar los cólicos.

En medicina natural tiene varios usos: para curar problemas de hígado y riñón o eliminar los parásitos intestinales, entre otros. Es un alimento fundamental en cualquier dieta para adelgazar, por sus pocas calorías, y son muchos los que incluyen esta fruta en sus menús. La llamada concretamente «dieta de la piña» comenzó a hacerse famosa hace unos cuarenta años y aún son muchas las personas que la practican, aunque debe hacerse durante sólo unos pocos días, ya que si se prolonga puede generar desequilibrios. La piña está presente en todas las comidas de este régimen, en combinación con otros alimentos de bajo contenido calórico.

Tres días en la dieta de la piña

Primer día

Desayuno:
- Zumo de piña natural.
- Tostada con una loncha de pavo.

Almuerzo:
- Macarrones con rodajas de tomate fresco y perejil picado por encima.
- Un yogur desnatado de piña.

Cena:
- Sopa de pescados variados.
- Dos rodajas de piña.

Segundo día

Desayuno:
- Dos rodajas de piña.
- Un panecillo integral con mermelada sin azúcar añadida.

Almuerzo:
- Una pechuga de pollo con ensalada verde.
- Un batido de piña con leche de soja.

Cena:
- Un filete de merluza al vapor.
- Un yogur desnatado de piña.

Tercer día

Desayuno:
- Dos rodajas de piña troceadas mezcladas en un yogur natural desnatado.

Almuerzo:
- Salmón al horno con espárragos al vapor.
- Dos rodajas de piña.

Cena:
- Crema de verduras y un filete pequeño de ternera (100 gramos) a la plancha o un huevo cocido.
- Macedonia de piña, naranja y kiwi.

Reglas generales para la dieta de la piña

- En todos los *desayunos* se puede incluir una infusión endulzada con edulcorante.
- A *media mañana* se puede beber un refresco de piña, que se prepara hirviendo cáscara de piña en agua durante media hora, luego se deja reposar, se cuela y enfría.
- En la *merienda* se puede tomar yogur desnatado, refresco o zumo de piña.

- Esta dieta puede variarse siempre empleando alimentos bajos en calorías: carnes magras, pescados, verduras, etcétera, pero no es conveniente seguirla durante más de siete días seguidos.

5 | Las dietas vegetarianas

EL VEGETARIANISMO Y SU HISTORIA

Consumir únicamente alimentos de origen vegetal es una forma de nutrición que data de la antigüedad y que generalmente estuvo asociado a teorías éticas, religiosas y medicinales, que tenían a la vez sus raíces en la búsqueda de la pureza física y espiritual: la ingesta de este tipo alimentos se consideraba un primer paso hacia una conducta ética y sana.

En la antigua Grecia, ya en el siglo VI a. C., Pitágoras y sus discípulos consideraban que la dieta y la forma de vida no sólo regulaban el cuerpo, purificándolo, sino que también armonizaban al individuo con las fuerzas del universo. Probablemente debido a su teoría de la trasmigración de las almas, este filósofo prohibía el consumo de carne; de modo que se considera el vegetariano pionero de Occidente. Asimismo, enseñaba que no debían tomarse habas o laurel.

Más tarde, Hipócrates incluyó la dieta vegetariana como parte de sus técnicas médicas para combatir cierto tipo de dolencias y mantener la salud, unida al reposo, los baños y los ejercicios físicos.

Durante la Edad Media, la medicina siguió las teorías de Galeno, que consideraba que la salud dependía fundamentalmente de la calidad del aire, la cantidad suficiente de exposición a la luz del sol, la comida y la bebida, el equilibrio entre la actividad y el descanso, así como la cantidad de horas de vigilia y sueño, entre otros aspectos. En esta época, la austeridad en todos los aspectos, y también en la comida, era también parte de la unión entre moral y salud física. Los médicos árabes y judíos recomendaban un tipo de alimentación muy similar a la vegetariana actual y varias de las órdenes de la Iglesia católica, como los trapenses o los monjes cartujos, la adoptaron, a la que añadían ayunos, y, una vez más, era éste un modo de ligar la pureza del cuerpo a la del espíritu.

En distintas épocas históricas fueron muchos los personajes señeros, cada uno en su particular quehacer, que optaron por la dieta vegetariana, e incluso algunos dejaron escritos en los que alababan sus virtudes. Entre ellos podemos citar a Buda; a los griegos Homero, Pitágoras, Hipócrates y Platón; al sabio romano nacido en Córdoba, Séneca; a algunas de las figuras relevantes de la iglesia católica, como San Agustín o Santo Domingo, y a líderes religiosos de los movimientos cristianos adventistas que también propugnaron las bondades del vegetarianismo.

Gentes de las artes y la cultura, como Leonardo da Vinci, Miguel de Cervantes, Baruj Spinoza, Goethe, Voltaire, León Tolstoi o Antoni Gaudí, fueron asimismo vegetarianos, y también importantes científicos: es el caso de Isaac Newton o del botánico Linneo y de Tomás Edison, el famoso inventor.

En el mundo político, acaso el más importante vegetariano fue el hindú Mahatma Gandhi.

Recogiendo tan larga tradición, los médicos naturistas, a partir del siglo XVIII y hasta la actualidad, en que existen evidencias científicas que recomiendan vivamente el vegetarianismo como forma saludable de alimentación, los adeptos a este tipo de dieta no han hecho más que aumentar.

Entre sus principios hallamos que, además de consumir fundamentalmente vegetales, consideran que es muy importante tomar la comida cruda; también que los alimentos sean lo más naturales posibles, sin tratamientos con conservantes, drogas de ningún tipo ni colorantes.

Otro principio de relevancia en el vegetarianismo es tratar de consumir siempre productos de la estación y propios del lugar y el entorno en que se vive, intentando mantener el máximo respeto por el medio ambiente. Se desaconsejan el café o el tabaco y, en general, se propicia el consumo de comida fresca, barata, de platos sencillos sin grandes elaboraciones y raciones pequeñas que, si están bien equilibradas, son lo suficientemente saciantes; incluso se ha afirmado que si todos comiéramos de esa manera habría alimentos para toda la población mundial y se evitaría el daño ecológico.

VEGETARIANOS EN EL MUNDO

El 1847, un grupo de vegetarianos fundó la Vegetarian Society, primera asociación vegetariana de Europa que se conoce, siendo varios de dichos fundadores los médicos de un hospital en que se ofrecían tratamientos de medicina natural, pioneros en la iniciativa. Otros asociados pertenecían a la Iglesia de Inglaterra, pero seguían los principios establecidos por uno de sus ministros, el reverendo Willian Cowherd que, a comienzos del siglo XIX, adoptó la dieta vegetariana basándose en principios bíblicos del Génesis, por lo que le siguieron muchos de sus feligreses.

Algunos de dichos seguidores emigraron más tarde a América, donde se reunieron en un grupo cristiano con los mismos principios. Uno de los fieles más destacados fue Sylvester Graham, que llevó el mensaje de su mentor a gran parte del territorio de Estados Unidos. Hombre de creencias rígidas, solía sermonear sobre las tentaciones demoníacas de la carne, el alcohol o las relaciones extramatrimoniales, además de advertir acerca de lo nocivo que era consumir pan de harina blanca. Y es por eso precisamente por lo que quedó unido a la historia de la alimentación natural: como recomendó tan vivamente el uso de la harina de trigo de grano entero, ésta pasó a llamarse «harina de Graham», y aún hoy, cierto tipo de pan integral de forma muy reconocible por la singularidad del molde en que se hornea se sigue llamando así en algunos países del continente americano.

Además, los seguidores de la doctrina del reverendo Cowherd en Estados Unidos crearon su propia American Vegetarian Society inspirándose en su homóloga inglesa. Por su parte, la Iglesia de los Adventistas del Séptimo Día, fundada en la misma época aproximadamente, en torno al año 1840 por Ellen White, alentaba, asimismo, el vegetarianismo. En la actualidad, la mitad de los adeptos a esta religión son vegetarianos y propician muy activamente programas de educación para la salud, a la vez que difunden las virtudes de esta forma de alimentación.

A finales del siglo XIX y principios del XX se hizo muy popular un discípulo directo de la señora White, cuyo nombre hoy es conocido en el mundo entero. Se trata de John Harvey Kellogg, que dirigió un establecimiento sanitario de hidroterapia, considerado un precursor de los modernos *spa*. Pero el motivo principal de su popularidad es que entre sus recomendaciones de dieta vegetariana insistió (y fue el creador) de los desayunos de cereales con copos de trigo y granola, por considerarlos tan energéticos como saludables. El «Nuttose» es otro producto fruto de su inspiración; se trata del primer fiambre preparado con cacahuetes y harina. Kellog elaboró la primera mantequilla de cacahuete y fue un precursor de la ingesta de leche de soja.

Su dieta, que él denominaba biológica, es vegetariana, y propone combinarla con hidroterapia, exposición al aire y a la luz solar, ejercicio físico moderado y evitar el alcohol y el café, así como el azúcar y los condimentos muy especiados.

En 1893 se celebró un congreso mundial de sociedades vegetarianas en la ciudad estadounidense de Chicago y a éste le siguieron otros: Londres en 1897, 1901 y 1905. La unión vegetariana internacional nació en 1908 en uno de estos congresos, en su caso celebrado en la localidad alemana de Dresde, y reemplazó a la anterior unión vegetariana federal fundada en 1889; en la actualidad es la que representa al conjunto de asociaciones vegetarianas de todos los países del mundo.

El vegetarianismo alcanzó el más alto nivel a finales del siglo XIX y la primera mitad del XX, tanto en Estados Unidos como en Europa. A partir de 1950, con las investigaciones en torno a las vitaminas y las proteínas, aumentó la ingesta de carne porque se consideró que la dieta era así más completa y aportaba más nutrientes.

Una década después volvía a surgir con fuerza la idea de que era mejor la dieta vegetariana, a partir de la enorme influencia que ejerció el maestro japonés Michio Kushi, considerado el padre de la dieta macrobiótica. Fueron muchísimos los jóvenes que siguieron sus ideas e innumerables los comedores y restaurantes que servían este tipo de comida en el mundo entero.

Hoy en día, muchas personas deciden no tomar carne por motivos de salud, por evitar el impacto que la cría de animales tiene sobre el medio ambiente o por negarse a la explotación y la crueldad con los animales, todo lo cual aúna ideas ecológicas, económicas y éticas, retomando muchos criterios de la antigüedad.

En las últimas décadas ha aumentado la población de vegetarianos en todo el mundo, sobre todo a partir de los estudios científicos que indican que el abuso de las proteínas de origen animal se hallan en la base de las enfermedades cardiovasculares y el cáncer.

En Europa, los países con mayores porcentajes de vegetarianos son Inglaterra, donde siguen esta dieta unos cuatro millones de personas, y Alemania, donde se estima que entre un 8 y un 9 % de los habitantes son vegetarianos, mientras que en Francia sólo lo es entre un 1 y un 2 %. En España, practican el vegetarianismo en sus diversas variantes unas

200.000 personas. En los últimos años, en Estados Unidos, la población vegetariana se duplicó, pasando de seis a doce millones de personas, la mayoría de las cuales son mujeres.

En Oriente, los países con mayor número de vegetarianos son la India, China y Japón. En los tres casos, la opción está relacionada con influencias religiosas que datan de muchos siglos atrás, gracias a figuras de enorme importancia espiritual como Buda o Dogen, fundador de la secta Soto del zen.

En la actualidad, la India es el país con mayor población vegetariana del mundo, un 40%.

LAS DIVERSAS ORIENTACIONES VEGETARIANAS

Los vegetarianos estrictos no toman ningún producto de origen animal y se conocen como *veganos*. Y también hay personas que, además de ser vegetarianas, no admiten la cocción de alimentos, por lo que se le denominan *crudívoros*.

Hay un gran grupo de ovolactovegetarianos y también personas que se denominan *pescevegetarianas*, que no toman carne de ningún animal pero sí consumen pescado, además de vegetales.

Por último quienes ingieren comida macrobiótica también pertenecen al grupo de los vegetarianos. La gran mayoría de vegetarianos de la India y los países mediterráneos son lactovegetarianos, como lo eran quienes consumían la dieta pitagórica; es decir que, además de productos de origen vegetal, toman lácteos, aunque no consumen huevos ni carnes de ningún tipo. Admiten los alimentos cocinados.

Otro grupo toma huevos pero no lácteos, carnes o pescado; también admiten la cocción y se llaman *ovovegetarianos*. Los que toman lácteos y huevos, además de verduras, pero no toman carne ni pescado, son de la corriente que predomina en los países occidentales y, como ya se ha dicho, se los denomina *ovolactovegetarianos*. Entre los anteriores, hay quienes incorporan miel al vegetarianismo, tomen o no huevos y lácteos, y se llaman *apivegetarianos*, sean veganos u ovo o lactovegetarianos.

Los *pescetarianos* consumen verduras y, además, pescado. Los *veganos* (cuyo nombre procede de la palabra inglesa *vegan* formada por las primeras y las últimas letras de **veg etari an**) suelen ser muy estrictos no sólo en la ingesta exclusivamente vegetal, sino que tampoco utilizan los animales de ninguna forma: ni para la vestimenta, enseres, etcétera.

Los conocidos como crudívoros siguen una dieta que, además de ser vegetariana, no admite la cocción de los alimentos. Éstos se toman crudos o calentados, pero nunca por encima de los 46,7 °C. Incluso entre ellos hay quienes sólo consumen frutas.

Se denomina dieta macrobiótica a la que no emplea jamás alimentos procesados. En ella se incluye el consumo de granos, vegetales, semillas y frutas; ni siquiera se usa sal para cocinar, excepto vegetales y sal marinos.

Otros subgrupos menos numerosos dentro del vegetarianismo son los granivorianos, que se alimentan fundamentalmente de granos, o los lactocerealianos, que toman lácteos y cereales; esta última forma de alimentarse es propia de los yoguis en la India, y en Occidente la han adoptado muchas personas que se adhieren a la filosofía del yoga. También pueden citarse el frutarismo, que propugna el consumo de un kilo de fruta fresca a diario, junto con 300 gramos de frutos secos, tal como (según opinan) se alimentaban nuestros antepasados prehistóricos. O los practicantes de la biodinámica, una disciplina creada por el doctor Rudolf Steiner, preocupado fundamentalmente por el hecho de que la alimentación era cada vez más pobre a raíz de la sobreexplotación del suelo.

La dieta *macrobiótica* es un tipo de vegetarianismo estricto. Se funda en conceptos filosóficos del budismo zen, de modo que los alimentos son clasificados como yin o yang: los primeros son pasivos, y los segundos, activos, y, para lograr salud y bienestar, ha de haber un equilibrio entre ambos. Entre los alimentos yin se encuentran los de origen marino o de río, como las almejas o la carpa; entre las frutas, son yin la sandía o las ciruelas, y, de los vegetales, lo son las patatas o el ajo; también son yin el azúcar y la miel. En cambio, se consideran yang el pato y el cerdo, así como los huevos. Los cereales de tipo integral, verduras y hortalizas son fundamentales para alcanzar el equilibrio del yin y el yang.

Una de las propuestas vegetarianas es la llamada *dieta higienista* que se basa en la compatibilidad o incompatibilidad de algunos alimentos; es decir, que hay alimentos que resultan nocivos tomar al mismo tiempo o combinados. Un ejemplo de ello son los productos proteicos mezclados con alimentos que contienen almidón, como podría ser un plato de arroz con pollo o unos espaguetis a la boloñesa, que según esta teoría resultan muy difíciles de digerir cuando no son directamente indigestos. Asimismo, en este tipo de alimentación, las frutas deben tomarse solas y entre las comidas, y no como es habitual en diversas cocinas, como postre después del almuerzo o la cena, e incluso en el desayuno, junto a harinas y productos ricos en proteínas. Algunos higienistas permiten la inclusión de carnes y pescados, siempre teniendo cuidado de la compatibilidad de productos, y otros no incluyen productos de origen animal, ni siquiera leche o huevos.

Las modernas dietas conocidas como «disociadas» parten del mismo principio de incompatibilidades entre alimentos como forma de adelgazamiento rápido, recomendado por muchos dietistas para combatir la obesidad.

LAS RAZONES DE UNA ELECCIÓN

Los vegetarianos manifiestan que eligen su tipo de alimentación por motivos diversos, que van desde razones religiosas o éticas, pasando por el cuidado del medio ambiente o motivos de tipo económico. Entre los que invocan razones religiosas se incluyen los hinduistas y los budistas o algunas iglesias de cristianos reformistas, entre otros. El 80 % de la población india es vegetariana por motivos religiosos, ya que los textos de esta confesión condenan el sacrificio de animales y el consumo de su carne (en ese país, las vacas son sagradas) y, además, por su particular creencia de reencarnación, para los adeptos al hinduismo matar a un animal equivale a matar a un ser humano, ya que puede haber sido una persona en vidas anteriores. También en la India, una minoría que sigue la doctrina jainista propugna un vegetarianismo estricto, vegano, porque tiene en cuenta el concepto de la compasión por todos los seres vivos y considera que esta forma de alimentarse es coherente con la no violencia y la coexistencia pacífica. Incluso gran parte de estas personas consideran preferible no tomar de los vegetales ciertas partes, como los frutos o las hojas, sin destruir completamente las plantas.

Entre los cristianos hay algunos que opinan que según la Biblia existe la prohibición de comer carne basándose en que, según relata este libro, Adán y Eva en el paraíso eran vegetarianos y algunos consideran que el propio Jesucristo deseaba acabar con la matanza de animales.

Quienes invocan motivos éticos defienden los derechos de los animales, entre ellos los veganos estrictos, que no utilizan nada de origen animal, como ya se ha mencionado anteriormente, o los vegetarianos, que pueden tomar productos de este origen pero rechazan matar a los animales por considerarlo una práctica cruel, de maltrato y explotación.

Las personas preocupadas por el medio ambiente, los ecologistas, tienen una amplia preocupación por el estado de erosión que ha alcanzado la Tierra, por ser concientes de que sus recursos son limitados, y se oponen a la ganadería tanto intensiva como extensiva por el daño que produce en el medio natural, al degradar el suelo; asimismo, insisten en que la cría de animales genera gases de efecto invernadero (que superan a los emitidos por los medios de transporte), lo que estaría en la base del cambio climático, así como de la deforestación de zonas selváticas por el hecho de disponer de terrenos donde los animales puedan pastar o donde cultivar los alimentos para su engorde. Del mismo modo, sus detritus contaminan los cursos de agua.

En cuanto a las cuestiones económicas, se estima que el 80 % del cultivo de soja en todo el mundo está destinado a la elaboración industrial de piensos con vistas a la explotación del ganado. Esto, a su vez, hace que constantemente aumente la demanda de suelo agrícola en detrimento de selvas y parajes naturales. En selvas como la Amazonia brasileña, ecuatoriana y peruana se cultiva soja de manera intensiva, que encuentra mercado en países de Europa y América del norte para nutrir a su ganadería. Además, algunos estudios afirman que los productos que se dedican a la alimentación industrial de animales bastarían para acabar con el hambre humana en el mundo, teniendo en cuenta que el 80 % del maíz y el 95 % de la avena cultivada en todo el planeta se usan para alimentar a los animales y no a la gente.

SALUD Y VEGETARIANISMO

Diversos institutos de investigación y asociaciones sobre nutrición de todo el mundo, algunos tan prestigiosos como la Asociación Americana de Dietética, opinan que la dieta vegetariana convenientemente equilibrada en la proporción de aportes nutricionales de proteínas, carbohidratos y grasas es adecuada y, además, previene o sirve como tratamiento de una serie de enfermedades. Asimismo, consideran que no todas las opciones englobadas en el vegetarianismo son apropiadas para cualquier edad o condición física. Por ejemplo, para ser vegano u ovolactovegetariano no importa la edad; pueden hacer esta dieta los niños, cuyo crecimiento con el aporte de este tipo es completamente normal; los ancianos, que gozan de un buen nivel energético al consumirla; e incluso las mujeres en estado de gestación o las que están dando el pecho. Sin embargo, en el caso de niños y ancianos, es preciso controlar el aporte de calcio y de vitaminas del grupo D, responsables de su buena absorción. Otro punto importante es el necesario consumo de aceites o grasas del tipo omega-3, presentes en pescados y carnes, y que sólo se encuentran en algunas algas, aunque también en nueces y, en general, en las semillas oleaginosas, como las del lino.

Las precauciones, en este sentido, deben tomarse fundamentalmente con embarazadas, bebés lactantes, ancianos y personas con problemas de diabetes o que sufran ciertos trastornos neurológicos. Estos suplementos están especialmente recomendados para embarazadas, lactantes, bebés, ancianos y personas con problemas neurológicos y diabéticos.

Por otra parte, la dieta vegetariana previene enfermedades cardiovasculares y algunos tipos de cáncer, como el de mama, el de colon o el de próstata, entre otros.

Un día de menú ovolactovegetariano

Desayuno:

- 1 vaso de zumo de zanahoria y manzana o de leche de soja.
- 2 crepes elaboradas con harina de trigo integral y untadas con la mermelada de frutas de su elección.
- 1 taza de té blanco.

Almuerzo:

- Crudités a elección.
- Lentejas (o cualquier otra legumbre) guisadas con verduras (cebolla, tomate, pimiento, etcétera) y tofu o seitán.
- Un plátano con miel.

Cena:

- Caldo de verduras (cebolla, apio, puerro, zanahoria, calabacín, calabaza, etcétera) con copos de avena integral.
- Tarta de espinacas con cebolla y queso crema (elaborada con harina integral).
- Macedonia de frutas.

Para beber:

- Zumos; agua; té blanco, negro, verde o rojo; e infusiones de diverso tipo. En la merienda puede tomarse yogur, zumos o frutas, galletas integrales de maíz, arroz, etcétera y queso fresco.

Para los aderezos y cocciones:

- Aceite de semillas, o preferentemente de oliva virgen extra, sal marina y limón, especias al gusto (orégano, albahaca, pimentón, etcétera).

Nota: en casos como el de veganos u otros vegetarianos que no tomen huevos o lácteos, es fácil adaptar este menú retirando estos productos y añadiendo otros permitidos.

Un día de dieta crudívora

Desayuno:

- Un vaso de leche desnatada o de zumo de naranja, pomelo y limón.
- Una manzana.

Almuerzo:

- Ensalada de hojas verdes (lechuga, espinacas, endivias, etcétera) y brotes de alfalfa y soja u otros, con nueces y pasas y daditos de tofu.
- Una pieza de fruta a elección.

Cena:

- Tarta de semillas, elaborada con almendras, semillas de sésamo, ajo, perejil y albahaca picados, daditos de apio y champiñones cortados en láminas finas, todo ello aderezado con zumo de manzana, zanahoria, melocotón, lima o limón. La mezcla debe fermentar durante un día entero en un lugar templado.
- Una pieza de fruta a elección.

Para beber:

- Zumos de frutas o verduras, agua. En la merienda puede tomarse yogur, zumos o frutas.

Para los aderezos y cocciones:

- Aceite de semillas o preferentemente de oliva virgen extra, sal marina y limón, especias al gusto (orégano, albahaca, pimentón, etcétera).

6 | La dieta mediterránea

Con casi 9.000 años de antigüedad y escogida por la UNESCO como Patrimonio de la Humanidad, la dieta mediterránea es una de las formas de alimentación más prestigiosas del mundo por considerarse muy saludable y equilibrada.

Debe su nombre a que ha sido la dieta tradicional de países ribereños del mar Mediterráneo, fundamentalmente Grecia, España, Italia y Marruecos. Pero la población de los mismos la ha adoptado a raíz de la herencia recibida de antiguos pueblos y culturas ya desaparecidos que en algún momento histórico pasaron por dichos países, dejando su impronta en diversos aspectos y también en la manera de comer. De modo que íberos, celtas, griegos, romanos, bárbaros y árabes, al igual que fenicios, griegos y romanos, son los primigenios artífices de la dieta mediterránea, cuya base se asienta en tres productos «estrella»: pan, aceite y vino.

El primer científico en definir esta forma de nutrición fue el profesor Ancel Keys, ya que anteriormente sólo se consideraba una costumbre culinaria y una gastronomía basada en los productos propios de las regiones en las que se consumía. A los países que rodean el Mediterráneo antes mencionados pueden sumarse, con variaciones en sus respectivas cocinas, otros, tanto del continente europeo (como Francia, Italia, Serbia, Croacia, Albania o Mónaco, o las islas de Chipre y Malta), como del norte de África (Marruecos, Túnez y Libia) o del cercano oriente (como Israel, Jordania, Egipto, Líbano y Siria). A ellos debe añadirse Portugal que, aunque no es un país costero del Mediterráneo, sus habitantes consumen esta dieta por la cercanía e influencia de su vecina de la península Ibérica, España.

«JOYAS» Y «SECRETOS» DE ESTA DIETA

En la Antigua Grecia, el pan era fundamental en la dieta, y, en la cultura romana, las uvas y otras frutas, el vino o el aceite de oliva y las primitivas conservas a base de pasta de pescados como el garum tenían gran importancia gastronómica. Más tarde, árabes y judíos aportaron diversos platos de legumbres o exquisitas preparaciones elaboradas con berenjenas o alcachofas, arroces y pastas. Por último, pero no menos importante, para completar los alimentos integrados en la dieta mediterránea, tenemos los que se introdujeron en Europa después de la conquista de América, continente al que debemos el tomate, el pimiento o la patata, entre otros.

Decididamente, el aceite de oliva como fuente privilegiada de aporte de grasas es la auténtica «joya» de esta dieta.

En cuanto a los «secretos», acaso el más destacable históricamente fue el de la escasa cantidad de comida en los platos en relación a otras cocinas, acaso por sus cualidades saciantes. También debe mencionarse el importante consumo de fibra: es rara la mesa mediterránea que no incluya ensaladas de vegetales frescos y crudos o las verduras en los platos cocinados y los postres de fruta fresca.

Hoy, quienes recomiendan la dieta mediterránea aconsejan consumir legumbres al menos dos veces por semana y tres raciones de verdura al día, al igual que cuatro piezas diarias de fruta. También, de manera cotidiana, hay que tomar pan horneado en panadería, no de elaboración industrial, sobre todo en el desayuno, y es conveniente incluir arroces o pastas, mejor si son de tipo integral, tres o cuatro veces a la semana.

La forma de guisar es sencilla; por lo general la comida se hierve o se asa y se prefiere el consumo de pescados y carnes blancas de ave a las carnes rojas. El ajo, la cebolla, el pimentón y las hierbas y especias perfumadas como el perejil, la albahaca o la hierbabuena son aderezos omnipresentes en los platos, así como el limón o el vinagre en los aliños de ensaladas o sopas vegetales, de las cuales el gazpacho español es un referente apreciado. Entre las frutas que más adeptos tienen podemos citar los cítricos: naranjas, mandarinas, etcétera, cuyos árboles matizan muchos de los paisajes de las tierras de los diversos países mediterráneos, junto a los olivos y las vides. En cuanto a estas últimas, se recomienda tomar en cada una de las principales comidas vino tinto, sin exceder la cantidad de dos copas.

Otro «secreto», aunque poco a poco la vida moderna lo va desechando, es la inclusión, siempre que sea posible, de productos frescos, no enlatados ni congelados, y de temporada, cuando están en su punto justo de madurez y lozanía, lo que permite variar los platos a lo largo del año, y, además, beneficiarnos de precios razonables y de los productos propios de la zona en que se vive, ya sea de tierra adentro o del mar, prefiriéndolos a especies exóticas de lejanas geografías.

La mediterránea, como han señalado multitud de autores, expertos o no en gastronomía, no es sólo una dieta, sino también una forma completa de vida, que incluye costumbres tan saludables como una intensa actividad física, pero también su contrapunto: la siesta.

SABOR Y SALUD

Además de la inmensa variedad de platos que es posible preparar con los productos propios de la dieta mediterránea, todos ellos de excelente sabor y gran valor alimenticio por el equilibrio de nutrientes de origen vegetal y animal, después de muchos años de que diversos pueblos la adoptaran, los nutricionistas, hace relativamente poco tiempo, han concluido que se trata de una forma de alimentación muy saludable, sobre todo en relación con el buen funcionamiento del sistema cardiovascular y para evitar el riesgo de padecer algunos tipos de cáncer.

Ya se ha mencionado antes a Ancel Keys, científico que en el año 1952 permaneció un tiempo en Madrid. En colaboración con Carlos Jiménez Díaz, Francisco Grande Covián y otros expertos, realizó un estudio destinado a verificar la relación entre dieta e índices de colesterol en sangre. Para ello, analizó los hábitos alimenticios de los vecinos de barrios madrileños como Vallecas y Cuatro Caminos, de clase media o baja, que casi no consumían leche o sus derivados ni tomaban carne, y comprobó que tenían el colesterol muy bajo y pocos problemas cardiopáticos. Por el contrario, entre quienes habitaban en el más próspero barrio de Salamanca, cuya dieta era rica en grasas saturadas, se apreciaban altos valores de colesterol y era mayor la incidencia de infartos de miocardio.

Más tarde, en la década de 1960, el mismo científico obtuvo financiación de la Fundación Reina Guillermina, de los Países Bajos, para dirigir la investigación conocida como «estudio de los siete países», en la que se analizaban los hábitos alimenticios de Estados Unidos, Holanda, Grecia, Italia o Japón, entre otros, para descubrir si existía una relación entre la forma de nutrición y las enfermedades circulatorias. Dicha investigación se prolongó a lo largo de diez años y se trabajó con unas doce mil personas de siete países; las conclusiones se dieron a conocer a principios de la década de 1980.

Entre las más significativas pueden mencionarse que entre los habitantes de países como Estados Unidos, cuya dieta incluye alimentos con gran cantidad de grasas saturadas y colesterol, por ejemplo, la cantidad de muertes debidas a dolencias cardiovasculares era sensiblemente mayor que las que afectaban a los griegos, consumidores de la dieta mediterránea.

Concretamente, en el caso de los cretenses, isleños cuyo consumo de grasas es de más de un 40 % sobre la ingesta total de alimentos, pero procedentes de las aceitunas, el aceite de oliva, los cereales y el pescado azul, éstos tenían el menor índice de colesterol y las muertes por enfermedades cardíacas en la región eran casi un 60 % menor que las ocurridas en Finlandia. Asimismo, los cretenses incorporaban el vino en todas sus comidas.

El concepto «dieta mediterránea» apareció por primera vez en el año 1993 durante una conferencia mundial en la que participaron la Organización Mundial de la Salud y la Harvard School of Public Health, entre otros organismos internacionales específicamente dedicados a estos temas. Más tarde se relacionó a esta dieta con la baja incidencia de cáncer de diversos tipos entre la población que la consume, e incluso con la menor posibilidad de riesgo de enfermedades como el mal de Alzheimer. De modo que se concluyó que dicha diferencia a favor de los pueblos mediterráneos estaba directamente relacionada con su alimentación y sus hábitos de vida. En cuanto a cánceres, como el de mama, también se verificó la relación existente entre un alto consumo de grasas, sobre todo de origen animal, en la aparición de esta enfermedad. Cabe mencionar que la dieta mediterránea es pobre en este tipo de grasas y que preferir, como ya se ha mencionado antes, las vegetales como el aceite de semillas o de oliva.

LA DIETA MEDITERRÁNEA HOY

La incorporación de la mujer al mercado laboral, con la consiguiente falta de tiempo para comprar alimentos frescos y prepararlos a la manera tradicional, así como la globalización, que lleva a imitar e importar costumbres de regiones lejanas, entre otros factores, han ido modificando los hábitos de vida y también las maneras de comer.

La industria alimentaria ha crecido enormemente, lo que, por un lado, enriquece las mesas pero, por otro, va en detrimento de usos y costumbres culinarias tradicionales, como, por ejemplo, el empleo de productos «extraños» a la cultura mediterránea, desconocidos incluso para la generación anterior. Pero es posible aprovechar las ventajas de la industria y la distribución sin perder el placer y la salud que proporciona una ensalada fresca, porque ahora podemos encontrar los vegetales envasados, limpios y troceados, sin invertir demasiado tiempo en ellos o, en lugar de cocinar un plato de legumbres durante varias horas, utilizar medios más modernos para guisar como la olla a presión u otros artilugios de uso fácil que ahorran mucho tiempo. Por lo demás, la combinación de legumbres y cereales (como por ejemplo lentejas y arroz) simplemente hervidos y aliñados con aceite de oliva, sal y especias es un plato completo, ligero, de buen sabor y muy sencillo de elaborar. Debería servirnos de ejemplo que muchos de los habitantes de los países que son grandes consumidores de carne, mantequilla y nata, entre otros, en los que abundan las grasas nocivas, comienzan poco a poco a imitar a los mediterráneos y van incorporando las ventajas de su dieta.

EL EQUILIBRIO EN LA NUTRICIÓN

De acuerdo con los principios de la dieta mediterránea, la mitad de la ingesta diaria debe ser del grupo de los hidratos de carbono: cereales, tubérculos como las patatas, o legumbres como las lentejas, las alubias y los garbanzos.

Las frutas y las verduras, tanto frescas como cocidas, deben representar un 15 % de la ingesta diaria, y un porcentaje igual debe proporcionar proteínas, procedentes de carnes y pescados, sobre todo de estos últimos. El 10 % restante deben ser grasas: aceite de oliva, frutos secos, etcétera. En cuanto a las bebidas, además de agua y zumos de fruta, en esta dieta no debe olvidarse acompañar los almuerzos y cenas con una copa de vino tinto, si apetece.

UNA SEMANA DE DIETA MEDITERRÁNEA

Primer día

Desayuno:

- 1 vaso de zumo de naranja.
- Café con leche desnatada.
- 2 tostadas de pan integral multicereales, untadas con miel o mermelada de frutas.

Almuerzo:

- Gazpacho.
- Ensalada de garbanzos con cebolla y pimiento rojo picados.
- Una pieza de fruta.

Cena:

- Salmón en papillote.
- Ensalada de hojas verdes.
- Pan pita.
- Macedonia de fresas y melocotón.

Segundo día

Desayuno:

- Yogur con muesli de cereales integrales.
- Una taza de fresas.
- Té de cualquier tipo.

Almuerzo:

- Lentejas a la levantina (con verduras).
- Broqueta de pollo o conejo.
- Tarta de manzana.

Cena:

- Ensalada de queso fresco (o mozzarella) y tomate.
- Pastel de calabacín con masa de trigo integral.
- Una pieza de fruta.

Tercer día

Desayuno:

- Dos tostadas de avena con dos lonchas cada una de fiambre de pavo.
- Zumo de tomate.
- Té o café (con leche de soja).

- Corazones de alcachofas al vapor con aliño de aceite de oliva, sal y limón.
- Arroz con verduras y pollo.
- Dos rodajas de piña natural.

Cena:
- Cualquier pescado azul (jurel, sardinas, atún, etcétera) acompañado de puré de berenjenas, huevo y cebolla picados finos (la berenjena se asa con piel en horno o microondas hasta que la carne esté tierna al pincharla con un tenedor).
- Gajos de naranja con canela y azúcar moreno espolvoreado por encima.

Cuarto día

Desayuno:
- Un vaso de leche desnatada o café con leche.
- Panecillo tostado untado con paté de lentejas o garbanzos (*hummus*).
- Manzana troceada con miel.

Almuerzo:
- Macarrones integrales con daditos de queso fresco y tomate, y finas rodajitas de aceitunas negras, aliñados con aceite de oliva y sal.
- 2 muslitos al horno con sal, orégano y zumo de limón.
- 1 yogur natural o mezclado con fruta al gusto troceada.

- Ensalada de hojas verdes (lechuga roble, espinacas crudas) con nueces.
- Broqueta de mero, cebolla y pimiento verde y rojo.
- Una pieza de fruta.

Quinto día

Desayuno:
- Zumo de zanahoria y naranja.
- Un vaso de leche desnatada.
- Dos rebanadas de pan tostado untado con queso fresco.

Almuerzo:
- Cordero al horno con patatas.
- Macedonia de fresas con zumo de naranja.

Cena:
- Caldo de verduras con fideos finos.
- Pechuga a la plancha con tomate asado.
- Una bola de helado de vainilla.

Sexto día

Desayuno:
- Café o té.
- Tostadas con aceite de oliva y tomate.
- Zumo o una pieza de fruta.

Almuerzo:
- Espinacas con garbanzos a la sevillana.
- Filete de merluza empanado.
- Manzana al horno con miel.

Cena:
- Sopa-crema de verduras con picatostes.
- Conejo guisado con cebolla, tomate, guisantes, zanahorias, etcétera.
- Macedonia de frutas variadas.

Séptimo día

Desayuno:
- Café con leche o leche con cacao.
- Pan de avena con mermelada de naranja.
- Un yogur.

Almuerzo:
- Tarta de acelgas y espinacas (la masa elaborada con trigo integral).
- Albóndigas de ternera en salsa amarilla (con azafrán), acompañadas de ensalada verde.
- Una pieza de fruta.

Cena:
- Espárragos a la vinagreta.
- Pez espada a la plancha con patatas.
- Crepes rellenas de puré de plátano.

¿Punto final?

Indudablemente, en las páginas anteriores no se ofrece información sobre todas las dietas y formas de nutrición que existen, ya que sería imposible agotar un tema tan extenso en un solo libro. Sin embargo, se ha incluido una amplia gama de ellas: desde una de las más populares como la dieta mediterránea hasta la más reciente e innovadora paleolítica que, insólitamente, hunde sus raíces en la forma de nutrición de nuestros antepasados cavernícolas, pasando por dietas para adelgazar con rapidez o las diversas de tipo vegetariano. Algunas de ellas se rigen por premisas asociadas a la salud o a la prevención de las enfermedades más graves y comunes en nuestras sociedades modernas; otras ponen el acento en el cuidado del medio natural o en el ahorro energético y la economía doméstica. La elección de la forma de comer dependerá, como es lógico, de la opción con la que cada individuo se identifique más o sencillamente del gusto personal, la estética y otros muchos factores.

Confiamos en que este libro le resulte útil, aunque no es posible ponerle un punto final en materia de formas de alimentación.

Índice

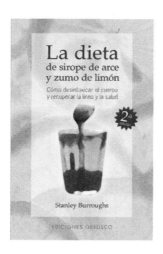

La dieta de sirope de arce y zumo de limón nos descubre de forma sencilla la causa y la manera de solucionar prácticamente todos los trastornos físicos, sea cual sea su nombre. La eliminación de la toxemia, causante de la mayoría de las enfermedades, es, para Stanley Burroughs, el único camino hacia la salud.

Su sistema curativo, que abarca todo el campo de las experiencias humanas, física, mental y espiritualmente, no sólo purifica la sangre y regenera el organismo, también proporciona alegría y ganas de vivir.

La dieta de sirope de arce y zumo de limón viene sometiéndose a prueba desde 1940 en todo el mundo y se ha considerado la más exitosa en su género. Como dieta de adelgazamiento es superior a cualquier otro sistema pues disuelve y elimina todo tipo de tejidos adiposos.

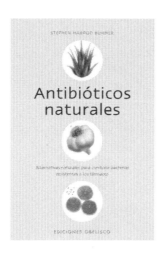

¡SE ACABÓ LA ERA DE LA PENICILINA MILAGROSA!

El uso indiscriminado de antibióticos farmacéuticos en los hospitales y en las granjas industriales ha provocado que las bacterias pertinaces y virulentas desarrollen, a una velocidad alarmante, una resistencia a los compuestos antibióticos aislados.

En este libro, Stephen Buhner ofrece pruebas concluyentes de que los remedios vegetales son considerablemente eficaces contra las bacterias resistentes a los fármacos. El áloe, el ajo, y el extracto de semilla de pomelo, son nuestra mejor defensa contra las bacterias *Staphylococcus aureus*, *E. coli*, y la *Salmonella*, entre otras.

Stephen Harrod Buhner es un experto herbolario, y psicoterapeuta especializado en tradiciones espirituales indígenas y contemplativas. Su trabajo se centra en la medicina alternativa y en la filosofía de la «ecología profunda».

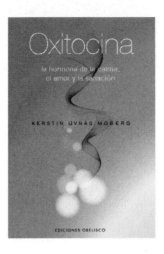

En años recientes se han realizado apasionantes descubrimientos científicos acerca de una hormona cuyo sorprendente papel en el cuerpo humano, durante mucho tiempo, no se ha tenido en cuenta. Nos referimos a la oxitocina, la poderosa hormona responsable de nuestra relación con los demás, del sexo y del nacimiento, así como de la sensación de calma y relajación. Su acción es justo la contraria a la de la hormona del estrés, la adrenalina: la que desencadena los sistemas de «lucha o huida» en el organismo.

Se ha escrito mucho sobre ello, pero la importancia polifacética de la oxitocina, hoy por hoy, sólo es conocida por los profesionales de la obstetricia, de la psicología y por algunos psiquiatras.

Oxitocina, de la doctora Kerstin Uvnäs Moberg, es el primer libro que revela la importancia de la acción de la oxitocina para el público general. Los últimos resultados de la investigación y el gran potencial del uso terapéutico de esta hormona – que los laboratorios de biotecnología están tratando de sintetizar – en la reducción de los estados de ansiedad, estrés, adicciones, y problemas en el nacimiento abren perspectivas fascinantes y de gran relevancia en nuestras vidas.

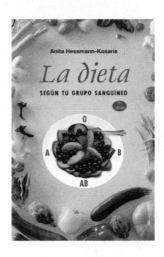

Anita Hessmann-Kosaris

La dieta

SEGÚN TU GRUPO SANGUÍNEO

O

A   B

AB

Este apasionante libro le descubrirá un conocimiento dietético innovador: nuestra sangre decide si el cuerpo asimila bien o mal la alimentación. Anita Hessmann-Kosaris le explica cómo funciona la dieta. La clasificación de alimentos en listas específicas para cada grupo sanguíneo y en categorías de compatibilidad facilita la consulta:

Grupo sanguíneo O: mucha carne, pescado y algo de verdura
Grupo sanguíneo A: mucha verdura, arroz y cereales
Grupo sanguíneo B: productos lácteos, pero también huevos y
    verdura
Grupo sanguíneo AB: todos los alimentos, auque poca carne y
    mucho pescado

Este libro es una verdadera guía en la que hallará el programa de alimentación que le conviene a su grupo sanguíneo así como deliciosas recetas para seguirlo fácilmente.

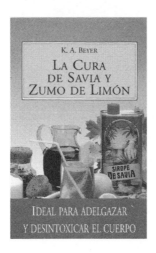

K. A. BEYER

LA CURA
DE SAVIA Y
ZUMO DE LIMÓN

SIROPE
DE SAVIA

IDEAL PARA ADELGAZAR
Y DESINTOXICAR EL CUERPO

La cura de zumo de limón es ideal para desintoxicar el organismo: le proporciona al cuerpo la posibilidad de reponerse, de regenerarse, de renovarse y de crear anticuerpos propios. Por el mismo motivo, es una excelente cura adelgazante que permite eliminar grasas sin efectos secundarios en tanto en cuanto el cuerpo no experimenta ninguna carencia, obteniéndose además una piel más fina y un creciente sentimiento de bienestar y equilibrio.

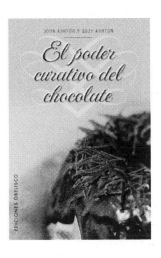

¿Sabías que el chocolate es mejor para la salud que el vino tinto, que no engorda y que los beneficios que conlleva son increíbles?

¡El chocolate es irresistible!

Todos queremos saber cuánto chocolate podemos comer sin engordar y no preocuparnos más. Este libro ofrece una visión desenfadada de las propiedades del chocolate.

Escrito por dos conocidos investigadores nutricionales, combina información científica sobre el chocolate con un punto de vista divertido… algo que seguro atraerá al chocoadicto que todos llevamos dentro. El chocolate es un producto sano y altamente recomendable para cualquier dieta, también la mediterránea.

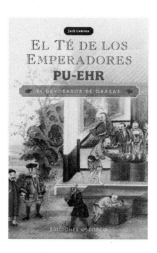

¿Sabes que puedes saborear el té exclusivo de los antiguos emperadores chinos? ¿Sabes que este té es, literalmente, un devorador de grasas?

El té Pu-Ehr estimula la secreción de las glándulas digestivas, cura el mal humor, mejora los estados depresivos y ejerce una acción curativa sobre el hígado. Entre sus efectos principales, ayuda a reducir el colesterol, disminuye el nivel de grasa en la sangre y elimina el sobrepeso provocado por una mala nutrición. Sin cambiar de dieta, tomando tres tazas de té Pu-Ehr al día en poco tiempo gozarás de los increíbles efectos de esta bebida maravillosa para el cuerpo y para la mente.

Una guía clara que ayudará al lector a cuidar de su salud, tomando té y quemando grasas.

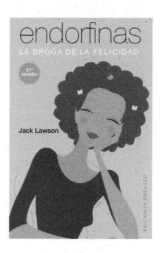

¡DRÓGATE CON TUS PROPIAS ENDORFINAS!

¿Sabías que tu organismo es capaz de segregar una droga cientos de veces más fuerte que la heroína o la morfina? ¿Y que esta droga es totalmente natural y carece de efectos secundarios?

¿Sabías que la gente se droga para alcanzar, pagando un precio muy elevado, los mismos estados que podría conseguir gratuitamente gracias a las endorfinas?

Las endorfinas, poderosos analgésicos bioquímicos segregados por el cerebro, constituyen uno de los descubrimientos científicos más importantes de la historia de la medicina. El masaje, los deportes, la música y, sobre todo, hacer lo que nos viene en gana, hace que fabriquemos endorfinas. El correcto flujo de éstas a través de nuestro organismo nos hace sentir bien.

La felicidad es un estado bioquímico que todos podemos alcanzar, y las endorfinas son la droga que nos lo proporciona.

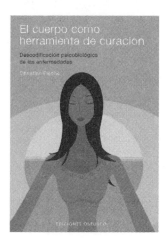

El cuerpo como
herramienta de curación

Descodificación psicobiológica
de las enfermedades

Christian Flèche

EDICIONES OBELISCO

A menudo, la enfermedad es considerada como una desgracia, una calamidad fruto del azar, contra la que luchamos con medicinas, manipulaciones y amputaciones.

Christian Flèche da un giro radical a esta visión y propone un acercamiento diferente a la enfermedad considerándola una reacción biológica de supervivencia frente a un acontecimiento emocionalmente incontrolable, dado que cualquier enfermedad, cualquier órgano dañado corresponde a un sentimiento muy preciso. Por lo tanto, se puede percibir la enfermedad como herramienta de curación, al igual que el bronceado de la piel por la exposición al Sol no es una enfermedad sino una solución de adaptación. Gracias a este libro, puedes descubrir el acontecimiento original, desencadenante y generador del síntoma y, así, al conocer su causa, podrás tratar cualquier dolencia más eficazmente.